PEDRO ERNESTO MIRANDA
PREFÁCIO DE ROBERTO SHINYASHIKI

APRENDIZADO SEM LIMITES

ORGANIZE A SUA **ROTINA** E SEUS **MÉTODOS DE ESTUDOS**, CONTROLE A SUA **ANSIEDADE** E DESCUBRA DO QUE O SEU **CÉREBRO É CAPAZ**

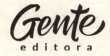

CARO(A) LEITOR(A),
Queremos saber sua opinião sobre nossos livros. Após a leitura, siga-nos no **linkedin.com/company/editora-gente**, no TikTok **@EditoraGente** e no Instagram **@editoragente** e visite-nos no site **www.editoragente.com.br**. Cadastre-se e contribua com sugestões, críticas ou elogios.

APRENDIZADO SEM LIMITES

Diretora
Rosely Boschini

Gerente Editorial Pleno
Franciane Batagin Ribeiro

Editora Júnior
Natália Domene Alcaide

Assistente Editorial
Larissa Robbi Ribeiro

Produção Gráfica
Fábio Esteves

Preparação
Amanda Oliveira

Projeto gráfico e Diagramação
Plinio Ricca

Capa
Sagui Estúdio

Revisão
Mariana Marcoantonio

Impressão
Edições Loyola

Copyright © 2023 by Pedro Miranda
Todos os direitos desta edição
são reservados à Editora Gente.
Rua Natingui, 379 – Vila Madalena
São Paulo, SP – CEP 05443-000
Telefone: (11) 3670-2500
Site: www.editoragente.com.br
E-mail: gente@editoragente.com.br

Dados Internacionais de Catalogação na Publicação (CIP)
Angélica Ilacqua CRB-8/7057

Miranda, Pedro
Aprendizado sem limites : organize a sua rotina e os seus métodos de estudos, controle a sua ansiedade e descubra do que o seu cérebro é capaz / Pedro Miranda. - São Paulo : Editora Gente, 2023.
208 p.

ISBN 978-65-5544-319-6

1. Método de estudo 2. Estudo dirigido. Título
22-7071   CDD 371.30281

Índice para catálogo sistemático:
1. Método de estudo

NOTA DA PUBLISHER

Todos nós, ao longo das nossas trajetórias, nos deparamos com algum desafio e enfrentamos dificuldades para aprender algo. Eu mesma, quando mudei de área, da Arquitetura para a Edição, me deparei com um mundo novo de conhecimentos que precisaria adquirir. É triste pensar que muitas pessoas desistem da carreira dos sonhos e de grandes oportunidades simplesmente porque, ao se depararem com isso, têm dificuldade de aprender.

Motivado pela mesma indignação, o Pedro Miranda, que já tinha uma brilhante carreira na Medicina, buscou comprometer-se também com a Educação, ensinando pessoas a aprender, para que nunca precisassem desistir dos seus sonhos.

O propósito deste autor é excepcional, por isso, não tenho dúvidas de que irá se tornar um grande *best-seller* e ajudará muitos profissionais, de diversas áreas, a conquistarem aprovação nas principais provas do Brasil (residência médica, revalida, prova de títulos e outras), alcançando o seu maior potencial. Você está pronto para dar o próximo passo em direção aos seus sonhos?

Boa leitura!

Rosely Boschini
CEO e Publisher da Editora Gente

Dedico este livro a todos aqueles que buscam, no aprendizado, uma ferramenta de crescimento pessoal e profissional.

AGRADECIMENTOS

Todas as pessoas que passam pela nossa vida nos deixam um aprendizado. Já parou para pensar sobre isso? Independentemente de a experiência ser negativa ou positiva, isso gera um aprendizado para você.

E comigo não foi diferente. Sou grato a muitas pessoas que me ajudaram a ser quem sou hoje. Alguns continuam próximos, outros mudaram de caminho e se afastaram. Com alguns tive contato apenas por um dia, com outros, por várias décadas. O que importa é que cada um teve um papel nessa caminhada. A caminhada da vida!

Em primeiro lugar, gostaria de agradecer a três pessoas que foram fundamentais em minha jornada: meus pais, Wagner e Ana, os meus principais pilares, e a minha esposa, Ana Carolina, que me apoia e me incentiva a ser melhor todos os dias. Sem você, Carol, eu estaria muito longe de me tornar a pessoa que sou hoje. Amo vocês.

Ao meu irmão, João Cláudio, que me apoiou quando eu mais precisei e sempre me incentivou.

Quero agradecer também a toda a minha família, tanto a de sangue quanto a do coração (a família IPM), que acreditam na evolução por meio do ensino e que me deram todo o suporte e apoio para a realização deste meu sonho. Vocês foram fundamentais nesta jornada.

Por último, quero agradecer a você, que disponibilizou o seu bem mais precioso, o tempo, lendo este livro. Obrigado!

Conte sempre comigo.

SUMÁRIO

PREFÁCIO 14

INTRODUÇÃO
TODO MUNDO PODE APRENDER......................20

CAPÍTULO 1
OS TEMPOS MUDARAM, MAS O ENSINO CONTINUA O MESMO...................26
O SISTEMA ESTÁ ULTRAPASSADO 31

CAPÍTULO 2
SERÁ QUE VOCÊ ESTÁ MESMO APRENDENDO? 36

CAPÍTULO 3
A MEMÓRIA É A BASE DO SEU APRENDIZADO 44
COMO O CÉREBRO FUNCIONA? 47
PERFIL DE APRENDIZADO 50
PLANEJAMENTO, EXECUÇÃO E AVALIAÇÃO 55

CAPÍTULO 4
A MANDALA DO APRENDIZADO 58
VOCÊ É RESPONSÁVEL PELO SEU APRENDIZADO 61

CAPÍTULO 5
ESTRUTURA FÍSICA: COMECE AJUSTANDO A SUA QUALIDADE DE VIDA 68
DURMA BEM
(E NÃO APENAS QUANDO A AGENDA PERMITIR) 70
A ATIVIDADE FÍSICA PRECISA FAZER PARTE DA ROTINA 76
ALIMENTAÇÃO BALANCEADA 80

CAPÍTULO 6
ESTRUTURA EMOCIONAL: SISTEMA DE DEFESA CONTRA PENSAMENTOS PERTURBADORES (SDPP) 86
A MOTIVAÇÃO É A SUA ALAVANCA 94

CAPÍTULO 7
ESTRUTURA EMOCIONAL: A IMPORTÂNCIA DE CRIAR HÁBITOS 100
ANSIEDADE PRODUTIVA 101
CONSTRUÇÃO DE HÁBITOS 107

CAPÍTULO 8
ESTRUTURA EMOCIONAL: MUDE O SEU COMPORTAMENTO 114

CAPÍTULO 9
ESTRUTURA EMOCIONAL: USANDO O AMBIENTE A SEU FAVOR 130
AMBIENTE FÍSICO 133
AMBIENTE SOCIAL 139

CAPÍTULO 10
ESTRUTURA DE APRENDIZADO: DEFINA AS METAS E AS AÇÕES 144
COMO ARISTÓTELES PODE AJUDAR VOCÊ
A CRIAR O CRONOGRAMA? 146
PLANEJAMENTO INEFICAZ:
POR QUE MUITOS ESTUDANTES FAZEM ISSO? 155

CAPÍTULO 11
ESTRUTURA DE APRENDIZADO: AS PESSOAS APRENDEM DE MANEIRAS DIFERENTES .. 158
O TESTE CINESTÉSICO-AUDITIVO-VISUAL
E SUAS ARMADILHAS 161
OS QUATRO PILARES DO APRENDIZADO:
COMPREENSÃO TEÓRICA, APLICAÇÃO PRÁTICA,
REVISÃO E CONSOLIDAÇÃO 164

REVISÃO É O COMBUSTÍVEL DO APRENDIZADO 168

CAPÍTULO 12
ESTRUTURA DE APRENDIZADO: ORGANIZE SEUS ESTUDOS 170
O MÉTODO GTD 172
O SEU CRONOGRAMA NA PRÁTICA 175
NÃO SE ENGANE: ESTUDO É ESTUDO 179
DESCANSO ATIVO CEREBRAL 180

CAPÍTULO 13
ESTRUTURA DE APRENDIZADO: ESCOLHA A SUA TÉCNICA DE ESTUDOS 184
COMPREENSÃO TEÓRICA 187
APLICAÇÃO PRÁTICA 193
REVISÃO 198
CONSOLIDAÇÃO 204
PERGUNTAS FREQUENTES 205
REFERÊNCIAS TÉCNICAS 210

CAPÍTULO 14
JÁ PENSOU QUE AQUELA VAGA PODE SER SUA?...........212
DOIS IRMÃOS, DUAS HISTÓRIAS 216
CONSTRUA A SUA "CASA" 217

CAPÍTULO 15
A SUA HORA CHEGOU! 220

PREFÁCIO

A vida é uma sucessão de provas e, infelizmente, a maioria das pessoas é reprovada nas provas que a vida traz. É bem possível que você esteja, hoje, passando por algum tipo de desafio para o qual precisa estar preparado. A realidade é que *todos os dias passamos por alguma prova*.

Talvez você queira ser aprovado em uma faculdade de Medicina, em um concurso público ou em um processo seletivo para ser promovido na empresa em que trabalha. É possível também que esteja prestes a se casar e passará pela prova do casamento, com direito ao divórcio caso não dê certo.

Se estiver montando a sua empresa, terá de enfrentar a grande prova de se transformar em um empreendedor no Brasil, onde a maioria das empresas fecha com apenas dois anos de vida. Talvez você já tenha sido promovido na empresa em que trabalha – parabéns! –, mas terá uma prova pela frente ao desenvolver a sua carreira.

Talvez você nem tenha percebido, mas, ao ter um filho, você tomou uma decisão. E, já no primeiro ano de vida da criança, passou por inúmeras provas. Quando ele entra na escola, outra prova. Na faculdade, uma nova fase, e com ela o início da carreira profissional. Agora temos outra prova, mas, desta vez, como pai de um adulto.

Por todas as provas que a vida nos faz passar, será que você está sendo aprovado em todas elas?

Talvez você me conheça dos livros, treinamentos ou empresas. Meu nome é Roberto Shinyashiki, minha vida foi uma sucessão de provas e, aos 70 anos, continua sendo. Vim de uma infância pobre e entrei na faculdade de Medicina. Para isso, há quase cinquenta anos, passei por um vestibular puxadíssimo e consegui! Mas me deparei com um ambiente completamente diferente daquele em que eu vivia, pois a maioria dos estudantes vinham de classes sociais mais altas que a minha. Outra prova que encontrei à frente. *Como será que se come frango sem sujar as mãos? Como usar aquele monte de copos? E de talheres?* Tomei muita porrada de gente que me olhava com cara de desprezo e, para passar nessa prova, tive de estudar e ler muitos livros para saber como me comportar.

Ainda na faculdade de Medicina, resolvi entrar na equipe de cirurgia, outra prova! *Como operar? Como não operar? Como fazer corretamente?* Eu virei instrumentador cirúrgico, segui para assistente de cirurgia e, outras vezes, ocupava o posto de cirurgião principal. Que evolução!

Quando me formei, quis ser terapeuta. Estudei para passar em alguns concursos e aí tive a prova mais difícil: sentar-me em frente aos pacientes. E passei. Tive muitos pacientes. Consultório lotado.

Depois, fui convidado a fazer palestras em empresas, em congressos, no exterior. Como fazer uma palestra em outro idioma? Felizmente, passei nessa prova também.

Meu próximo passo foi escrever livros. E passei em mais uma prova. Meu primeiro livro, *A carícia essencial*, vendeu mais de 1,5 milhão de cópias. Vieram outros, como *Amar pode dar certo* e *O sucesso é ser feliz*, que também passaram da marca dos milhões.

Cada novo livro é um processo de estudar para que eu entenda o que é o mundo, o leitor, o mercado editorial. Gostei tanto desse segmento que montei a minha própria editora, a Editora Gente. A mesma editora que agora lança o livro do Pedro Ernesto Miranda.

Mas preciso confessar que, na faculdade, a gente não aprende nada sobre empreendedorismo e gestão de negócios. E ter reprovado na prova de empreendedorismo por falta de conhecimento quase custou a minha empresa. Na ânsia de resolver o problema, pedi um empréstimo ao banco, algo que não deveria ter feito. Só aprendi a lição depois de reprovar essa prova.

Na mesma época, me casei. Nossa, o casamento... Todo mundo acha que a gente nasce sabendo se casar. Mas fui reprovado. Também tive um filho, o Leandro, que nasceu com paralisia cerebral. Na época, os médicos diziam que ele não passaria de um ano de idade, mas eu decidi lutar para que ele vivesse. Estudei muito e, dessa prova, tenho um orgulho enorme, porque o Leandro já passou dos 40 anos. Tive mais quatro filhos, cada um com um perfil diferente, e tive de estudar para todos eles.

Uma das coisas que mais repeti para os meus filhos durante a infância foi: "Gostem de estudar, gostem de aprender. Coloquem em prática o que vocês estudaram e aprenderam, porque a vida inteira vocês terão que estudar. Esse hábito não termina quando você se forma na faculdade".

Sabe por que repeti tanto isso para os meus filhos? Porque estudar é muito diferente de aprender. Aprender é diferente de aplicar. E aplicar é diferente de conseguir resultados. É muito importante que você saiba como estudar, como aprender, como aplicar, como conseguir resultados. Por isso, este livro do Pedro Ernesto Miranda é fundamental.

O Pedro se transformou em um especialista nas provas da vida. Ele estudou muito para criar a metodologia apresentada neste livro. Sua contribuição para a área da Educação é tão importante que ele foi eleito Forbes Under 30 na categoria Ciência e Educação e possui os melhores resultados do país em uma prova tão concorrida como a residência médica.

Queria contar uma história. Uma vez eu estava dirigindo em Miami, nos Estados Unidos, e, enquanto passávamos por um viaduto gigante, meu filho Ricardo, na época com 9 anos, me perguntou: "Pai, é difícil fazer um viaduto igual a esse?". Respondi: "Depende, se a pessoa sabe como fazer, é fácil. Se não sabe, fica difícil". Então, quanto mais você souber fazer algo, mais fáceis as coisas vão se tornando. Mas se não sabe, a tendência é que fiquem cada vez mais difíceis.

Pedro conhece esse jogo e vem dedicando sua vida ao estudo e aprendizado de alta performance. Além de ser uma das principais referências da área da Educação, não só pelo conhecimento que tem, mas por seus resultados, ele ainda ousou ir além. Entendeu que a essência da vida é ir para o próximo nível – o *next level*. Desenvolveu uma metodologia em que você vai estudar, aprender, colocar em prática e ter resultados.

Temos muitos *experts* que falam que o segredo do sucesso é batalhar e se superar. Repetem como um mantra: "Batalha, batalha, superação, superação. Batalha, batalha, superação, superação". Devemos, sim, batalhar e nos superar, entretanto, para isso, precisamos das ferramentas adequadas, do método, do conhecimento e da orientação. Por isso, este livro é obrigatório para qualquer pessoa que queira aprender, mas também é uma aula para que você passe nas "provas da vida". Nas próximas páginas, você encontrará esse caminho.

Forte abraço,
Roberto Shinyashiki

Introdução

TODO MUNDO PODE APRENDER

Eu abri os olhos e não entendi o que estava fazendo naquele lugar. Era janeiro de 2019 e me lembrava de ter dado entrada em um centro cirúrgico pela segunda vez em menos de uma semana para ser operado de novo após uma cirurgia bariátrica. Apesar de meio tonto, consegui reconhecer bem aquele espaço cheio de luzes acesas e equipamentos de monitoramento para todos os lados. Era o lugar em que eu trabalhava diariamente. Agora, porém, ocupava o espaço como paciente. Eu estava na UTI. Mas não era para nada disso ter acontecido. Nos meus planos, eu faria a cirurgia e, dentro de poucos dias, voltaria para casa. Algo havia dado errado. Agora, analisando bem e com um certo distanciamento, acho que tudo ocorreu como deveria, pois aquela situação mudou a minha vida.

Nos oito anos após a minha formatura em Medicina, eu tinha me dedicado aos estudos e ao trabalho. Depois da faculdade, emendei a residência médica, um mestrado e uma pós-graduação ao mesmo tempo, e ainda trabalhava como plantonista de UTI, cumprindo pelo menos 36 horas extras na semana. Além de todos esses afazeres, também dava aulas em faculdades e já ajudava alunos a estudarem para a residência médica.

Essa rotina de estudo e trabalho intensos me afastou dos cuidados pessoais, e a conta veio cedo: aos 28 anos de idade, eu pesava 148 quilos – cerca de 70 quilos a mais do que tinha quando me formei.

Inúmeras vezes, tentei emagrecer com acompanhamento de nutricionista, nutrólogo e *personal trainer*, mas nada dava certo. Sabe o motivo? Eu nunca havia colocado a necessidade de emagrecer como prioridade na minha vida. Após várias tentativas frustradas, decidi partir para uma cirurgia bariátrica que, infelizmente, resultou em algumas complicações sérias.

Foram onze dias intubado e mais 56 na UTI. No total, 102 dias de hospital. Em casa, fiquei em *home care* (cuidados semelhantes aos de hospital) por quase um ano.

Se antes a vida cheia de compromissos profissionais não me permitia tempo de sobra, agora meus dias eram lentos, com poucos afazeres. E foi justamente durante esse momento de ócio – ingrato, mas necessário – que eu decidi que a minha vida seria diferente. Eu não queria voltar para aquela correria pré-cirurgia, e decidi me aprofundar em assuntos ligados ao ensino e à aprendizagem. Nessa época, como não podia sair de casa pela saúde debilitada, dediquei quase todo o meu tempo a estudos sobre aprendizado e alta performance.

"Pedro, e o que isso tem a ver com este livro?", você pode estar querendo perguntar. E eu respondo: Tudo!

Aprendi que você pode ter as melhores ferramentas do mundo, a maior soma de dinheiro, os profissionais mais capacitados, mas se você não tiver método, disciplina, foco e ambiente, de nada adianta.

Tudo o que eu queria era usar todo o conhecimento que adquiri na vida e que já trouxera inúmeros resultados a muitos dos meus alunos, que foram aprovados nas principais provas de residência médica de todo o país, ajudando mais pessoas a conquistarem seus objetivos em todos os aspectos e a alcançarem resultados ainda melhores que os meus.

Nesses anos todos estudando métodos e técnicas de estudo, e vendo na prática os resultados que conseguimos, percebi que o que dá certo para Chico pode não dar certo para Francisco. Não existe uma receita de bolo, como muitos pregam por aí.

Muitas pessoas me perguntam: "Pedro, o que você fez para conseguir que aquele aluno fosse aprovado? Ele não estudava nada". E a minha resposta foi sempre a mesma:

"As pessoas mudam. As pessoas evoluem. Eu não fiz nada, só mostrei o caminho e acompanhei de perto a evolução".

Eu mesmo sempre fui inquieto e não admitia me limitar àquele tipo de aprendizado "decoreba" que sempre nos ensinaram na escola. Assim, fui criando a minha própria maneira de aprender. Quando comecei a dar aulas em faculdades de Medicina, já em 2015, percebi que existiam pessoas que passavam pelas mesmas dificuldades que eu, mas que não conseguiam enxergar uma luz no fim do túnel. Esse foi o primeiro passo que me levou a fazer o que eu faço hoje.

Aos poucos, os métodos que fui criando ganharam corpo e, ao mesmo tempo, enxerguei os gargalos que impediam as pessoas de aprender. Como falei, aproveitei o tempo que fiquei em *home care* para estudar e me dedicar ainda mais sobre técnicas de estudo, ensino e aprendizado de alta performance. E quanto mais eu entendia sobre aprendizagem, mais o tradicional modelo utilizado pela maioria das pessoas perdia o sentido.

Consegui detectar que, além das técnicas de estudo e do desenvolvimento de hábitos saudáveis, há questões internas que os alunos precisam trabalhar. Cada ser é único, e por isso a aprendizagem *precisa* ser individualizada. Pensamento positivo, motivação, coeficiente emocional, tudo isso faz diferença. Com tudo o que aprendi, comecei a mentorar alunos que estavam se preparando para a residência médica. Os resultados foram e continuam sendo espetaculares. Modéstia à parte, não conheço ninguém com o conhecimento de estudo e aprendizado que eu tenho e, além disso, com os resultados que alcanço com meus alunos. Apenas um ano depois da minha fatídica cirurgia e da minha decisão de mudar de vida profissionalmente, fui a pessoa que mais ajudou alunos a serem aprovados nas residências médicas mais concorridas do país. O concurso de residência médica é considerado uma das provas mais difíceis do país pelo elevado nível dos candidatos, e resulta em altíssimas notas de corte.

Neste livro, mostro estratégias que desenvolvi para aquelas pessoas que querem aprender, e não somente estudar (nas próximas páginas você vai entender a diferença entre um e outro). Quero mostrar que método, ambiente, foco e disciplina são a chave para a aprendizagem em alta performance.

Seja qual for a vaga que você almeja, a minha missão é fazer que encontre a sua maneira adequada de estudar para ter sucesso na empreitada. Afinal, todo mundo pode aprender. Vem comigo, garanto que esta será uma jornada interessante.

Pedro Ernesto Miranda

Capítulo 1

OS TEMPOS MUDARAM, MAS O ENSINO CONTINUA O MESMO

Neste capítulo, você vai ver:

- O problema do excesso de informações
- Reflexões sobre o ensino coletivo
- A diferença entre estudar e aprender

Todos os anos, milhares de pessoas precisam fazer algum tipo de prova. Estudantes que prestam vestibular em busca de uma vaga para entrar naquele curso tão sonhado da faculdade; médicos que esperam ser aprovados nas provas para a residência médica; pessoas que prestam concursos públicos; bacharéis em Direito que precisam passar na prova da Ordem dos Advogados do Brasil (OAB) e assim por diante. A lista é extensa. Só no Exame Nacional do Ensino Médio (Enem) são mais de 3,3 milhões de inscritos.[1] É muita gente!

As provas mudam e a finalidade também, mas o que coloca todas essas pessoas no mesmo lugar é o objetivo: conquistar a tão sonhada vaga. Algumas delas são disputadíssimas. Para você ter uma ideia, a relação de candidatos por vaga para a graduação em Medicina na Universidade de São Paulo (USP) – o curso mais concorrido da instituição – no vestibular 2023 foi 118. Para Psicologia, outro curso que aparece no topo entre os mais concorridos, foi de 71 candidatos para cada vaga.[2] Na Universidade Estadual de Campinas (Unicamp), foram 294 candidatos concorrendo a uma vaga em Medicina no vestibular 2023. Já para Ciência da Computação, na mesma instituição de ensino, a relação foi de 75 candidatos por vaga.[3] Para as

---

[1] ASSESSORIA de Comunicação Social do Inep. Divulgados números dos inscritos no Enem 2022 por UF. **Inep**. Brasília, 31 out. 2022. Disponível em: https://www.gov.br/inep/pt-br/assuntos/noticias/enem/divulgados-numeros-dos-inscritos-no-enem-2022-por-uf. Acesso em: 5 nov. 2022.

[2] FUVEST 2023: Relação candidato vaga. Disponível em: https://acervo.fuvest.br/fuvest/index.html?id=fuv2023relcv. Acesso em: 19 out. 2022.

[3] RELAÇÃO candidatos-vaga 1ª fase. **Comvest**, 2022. Disponível em: https://www.comvest.unicamp.br/vestibular-2023/relacao-candidatos-vaga-1a-fase/. Acesso em: 25 out. 2022.

residências médicas, o cenário é bem parecido. Em Cirurgia Geral, na USP, por exemplo, foram 698 candidatos disputando as 12 vagas disponíveis em 2022.[4] Apesar de os números não serem tão assustadores à primeira vista, não tem nada mais concorrido que isso! O nível dos candidatos é altíssimo, e o ponto de corte, surpreendente. Saindo da área médica, no exame da OAB, necessário para exercer a profissão de advogado, a taxa de aprovação média é de 61%. Ou seja, quase 40% dos participantes ficam de fora e precisam refazer a prova no exame seguinte.[5]

O hábito mais comum das pessoas que precisam fazer uma prova como essas é passar horas estudando, dedicando-se oito, dez, às vezes, até doze horas por dia. A rotina inclui assistir aulas e mais aulas, ler livros, grifar conteúdos, fazer muitos exercícios e simulados. Mas você já parou para pensar que essa maneira de estudar pode não trazer nenhum resultado para você? Décadas atrás, poderia até fazer sentido ficar horas decorando uma matéria para fazer uma prova. Hoje, não mais. O mundo mudou, assim como o perfil do aluno. Não dá para comparar um aluno na década de 1990 com um aluno de hoje. O principal motivo é a rotina em que vivemos, e os fatores de distração que surgem a cada minuto são inúmeros. Quer um exemplo? Um aparelho que

---

[4] COELHO, E. Relação candidato/vaga para residência médica 2022: confira a concorrência dos principais seletivos! **MED Estratégia**, 21 out. 2022. Disponível em: https://med.estrategia.com/portal/residencia-medica/relacao-candidato-vaga-para-residencia-medica-2022-confira-a-concorrencia-dos-principais-seletivos/#USP-SP. Acesso em: 15 nov. 2022.

[5] EXAME de ordem em números. OAB/FGV, v. IV, p. 85, 2020. Disponível em: https://examedeordem.oab.org.br/pdf/exame-de-ordem-em-numeros-IV.pdf. Acesso em: 24 out. 2022.

todos nós carregamos para todos os lados em que vamos, o *smartphone*, virou acessório indispensável. Você pode sair de casa e esquecer o remédio que precisava tomar ou o material para a aula, mas não esquece o celular.

Com o *smartphone* em mãos e a internet a todo vapor, estamos todos hiperconectados. Um cenário muito diferente de trinta ou quarenta anos atrás, em que o maior problema era o acesso à informação, e as distrações eram bem menores. Houve uma época em que a maneira de se manter informado era consultando enciclopédias. Quem tinha a coleção completa da Barsa a exibia com orgulho na estante da sala, chegando a ser um símbolo de status. Uma alternativa era frequentar bibliotecas públicas para fazer as pesquisas. Ou, ainda, contar com os livros da escola ou do cursinho, comprar o jornal na banca da esquina ou assistir aos poucos programas jornalísticos que passavam em dois ou três canais. Nada parecido com GloboNews, CNN, Fox News e tantos outros dedicados integralmente às notícias, como vemos atualmente.

Agora, vivemos o acesso infinito à informação. Cenário completamente oposto ao de quarenta anos atrás. Além dos canais de notícias 24 horas por dia, é possível se informar também pela internet. Desde sites de notícias até portais especializados em educação lotam o estudante de informação. Sem contar o número de cursinhos preparatórios on-line, ou especialistas com canais no YouTube, que prometem a fórmula perfeita para quem quer conquistar as vagas mais disputadas. Tudo muito fácil de ser acessado a qualquer hora do dia. Porém, em vez de ajudar, esse excesso de informação – que eu chamo de obesidade mental – pode acabar atrapalhando. E o principal motivo para essa minha afirmação é o <u>desvio do foco do aluno</u>.

Conheço estudantes que ficam mais tempo pesquisando dicas e atalhos de estudos na internet do que efetivamente estudando o conteúdo.

E há múltiplos fatores de distração agindo a cada minuto. Imagine só: ele está assistindo a uma aula on-line e, no meio da explicação do professor, se lembra de alguma pendência e já abre uma nova guia no navegador para fazer a pesquisa. Dali, vê um link que chama sua atenção, e por aí vai navegando, navegando, navegando... Quando se dá conta, a aula acabou e ele nem sabe o que o professor ensinou. É o mesmo que acontece com o celular. Quantas vezes você já pegou o aparelho para consultar uma informação, mas antes deu uma passada no Instagram, depois no Facebook, conferiu as mensagens do WhatsApp ou do Telegram e, depois de trinta minutos, desligou o celular e só aí se deu conta de que esqueceu aquela primeira informação que ia consultar? Esse uso excessivo das redes sociais tem impactos negativos no desempenho acadêmico. De acordo com um estudo publicado em 2019, o hábito de passar horas navegando causa distúrbios comportamentais importantes como depressão, ansiedade, estresse e baixa autoestima. Além disso, observou-se que esse uso se tornou um vício entre os acadêmicos, agravando ainda mais problemas como a procrastinação, a negligência de si mesmo e a oscilação de humor.[6]

---

[6] AZIZI, S.; SOROUSH, A.; KHATONY, A. The relationship between social networking addiction and academic performance in Iranian students of medical sciences: a cross-sectional study. **BMC Psychol**, v. 7, artigo 28, 2019. Disponível em: https://doi.org/10.1186/s40359-019-0305-0. Acesso em: 27 nov. 2022.

O SISTEMA ESTÁ ULTRAPASSADO

Outro problema que precisamos considerar é o próprio sistema educacional. As metodologias de ensino foram atualizadas e as disciplinas já não caminham isoladamente, trabalham integradas – são interdisciplinares –, o que exige do aluno um grau de compreensão e contextualização muito maior, mas a estrutura básica permanece a mesma. Além disso, o ensino é coletivo – há salas com cinquenta, sessenta, e até cem alunos –, e todos precisam aprender da mesma maneira e ao mesmo tempo. Se as pessoas são diferentes umas das outras, por que deveriam aprender ao mesmo tempo e da mesma maneira? E não estou me referindo ao conteúdo, pois todos terão de estudar as mesmas competências, estou falando da forma como cada um fixa o que aprende. Para ficar mais fácil de compreender, imagine uma camiseta com três tamanhos: P, M e G. O modelo da camiseta – assim como o conteúdo – é o mesmo, porém, cada tamanho serve para uma pessoa diferente. Assim também deveria ser o ensino.

Entretanto, percebemos que o foco ainda está apenas no conteúdo. E, quanto mais, melhor. Se o aluno está ou não absorvendo toda essa informação, isso já é outra história, fica em segundo plano e só será detectado na prova.

Além disso, temos uma oferta gigante de cursinhos preparatórios e materiais on-line, sejam pagos ou gratuitos. Cada um com suas metodologias e cobranças. Todos ainda despejam conteúdo, não há um olhar para o aluno como um ser integral, no qual qualidade de vida, saúde mental e aprendizagem individualizada também precisam ser levados em consideração. Assim, é comum a pessoa ficar pulando de um cursinho para outro em busca de um resultado que não vem, e aí passa a culpar o método, que é errado; o cursinho, que não é bom; ele mesmo, que precisa de algo diferente... até desistir e achar que quem não consegue aprender é ele. Pode acreditar, o problema não é bem esse.

Temos de mudar esse padrão e, de uma vez por todas, entender que depende muito mais do aluno e de como ele faz o seu estudo do que de qualquer material didático ou metodologia. Quantas vezes você já estudou uma disciplina, certo de que tinha tudo na ponta da língua, mas na semana seguinte sentia que o conteúdo tinha desaparecido da sua cabeça? Pelo menos deve conhecer alguém que já passou por isso. Quase todas as pessoas relatam que, em algum momento da vida, tiveram alguma dificuldade intelectual ou de aprendizado.

E não estou falando só daquele apagão que aparece na hora da prova, causado principalmente pelo nervosismo. Estou falando de não saber aquele conteúdo que passou horas estudando. O que acontece é que essa pessoa não aprendeu, só somou páginas de estudo. Porque aprender é diferente de estudar. Veja só:

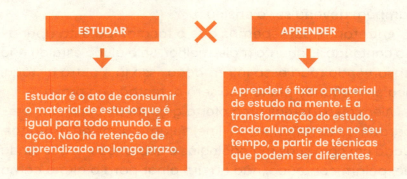

Quando comparamos as duas definições, chegamos à conclusão de que o sistema atual prepara para as provas mais difíceis, mas não espera que a pessoa force o cérebro para o aprendizado, apenas que consuma o conteúdo para fazer a prova. Uma semana ou quinze dias depois, boa parte do que se leu e estudou vira pó. Em uma prova curta, daquelas que fazemos no ensino médio, pode até dar resultado. Afinal, o conteúdo não é tão longo, e você consegue estudar com dois ou três dias de antecedência. Mas esse processo não pode ser repetido em um vestibular, em que as provas são compostas de inúmeras questões, disciplinas e conteúdos. Você não consegue estudar tudo do dia para a noite.

O que acontece é que, naturalmente, o cérebro está preparado para esquecer. Esse esquecimento fisiológico ajuda a abstrair coisas que nos fazem mal, que nos trazem lembranças amargas e angustiantes. Além disso, ao esquecer, é como se o seu cérebro se preparasse para moldar novas maneiras de ver o mundo e reinterpretá-lo, aprender outras coisas e até mesmo perdoar as pessoas. Você deve estar se questionando: *Então como reter o conhecimento?* Calma, nem tudo é perdido nesse processo. Pesquisadores descobriram que, ao deixar algumas lembranças de lado, o cérebro retém a essência da informação, fazendo que o que ficou lá atrás seja acionado em uma emergência, por exemplo.[7] É o que acontece quando você é mordido por um cachorro na infância, e na vida adulta aquilo nem faz parte dos seus pensamentos. Porém, se um dia se depara com um cachorro feroz, você não precisa, para se proteger, lembrar da mordida que levou; a essência que indica o perigo está armazenada no seu cérebro e é acionada imediatamente, reconhecendo que você se colocou em uma situação de perigo.

---

[7] GRAVITZ, L. The importance of forgetting. **Nature**, v. 571, p. 12-14, 25 jul. 2019. Disponível em: https://media.nature.com/original/magazine-assets/d41586-019-02211-5/d41586-019-02211-5.pdf. Acesso em: 1º nov. 2022.

Com o aprendizado, a situação é parecida. O cérebro vai fazer que você esqueça algumas coisas, mas a essência continua. "E como faço para reter essa essência?" O segredo é a revisão. Isso exige disciplina, dedicação, rotina e técnica. Porém, o que vejo na maioria das vezes são alunos que querem fugir o mais rápido possível da dor – que é fazer a prova –, e acham que a solução é consumir uma grande quantidade de material em tempo recorde. Esse círculo não beneficia ninguém. Pelo contrário, além de normalmente não trazer resultado, o aluno tem a falsa impressão de que se dedicou.

O aprendizado é uma transformação que depende muito do estudante, que se reconhece como agente principal. Como dizia o professor Pierluigi Piazzi – pesquisador ítalo-brasileiro de desenvolvimento da inteligência de alunos em idade escolar, mais conhecido como professor Pier –, um dos piores erros que alguém pode cometer é desistir de aprender o que quer que seja apenas porque encontrou uma dificuldade.[8] Inteligência é uma habilidade que pode – e deve – ser trabalhada. Você é tão bom quanto o coleguinha ao lado. Acredite!

---

[8] ENSINAMENTOS do professor Pier para aprender com inteligência. **E-disciplinas USP**, 2022. Disponível em: https://edisciplinas.usp.br/pluginfile.php/3579778/mod_resource/content/3/7_Ensinamentos_do_Prof_Pier_Aprender_inteligencia.pdf. Acesso em: 5 nov. 2022.

Capítulo 2

SERÁ QUE VOCÊ ESTÁ MESMO APRENDENDO?

Neste capítulo, <u>você vai ver</u>:

- A importância de ter objetivos bem definidos
- Aprender não é só assistir às aulas
- Como você aprende

Essa pergunta parece até meio sem sentido, afinal você deve ter estudado praticamente a sua vida inteira. Mas eu vou explicar por que ela faz sentido, sim. Quantas vezes você passou horas estudando e mesmo assim ficou com a sensação de que não fixou o conteúdo? Quantas vezes traçou um cronograma de estudos, planejou direitinho, mas não conseguiu cumprir boa parte do planejado? Quantas vezes seguiu à risca todas as dicas que viu na internet e fez as tarefas e simulados do cursinho, mas na hora da prova não conseguiu atingir seu objetivo? Quantas vezes, insatisfeito, já decretou: "Isso não é para mim, melhor desistir"?

Pois é, eu já vi centenas de pessoas desistirem do curso que queriam e aceitarem um plano B porque não alcançaram os resultados necessários para carimbar a entrada no ensino superior, ou partirem para outra especialidade médica porque a residência que queriam era concorrida demais. Você está decidindo o seu futuro, não o que vai comer no almoço, não pode abrir mão do seu sonho, da carreira que pretende seguir. Caso desista, a frustração vem, e vem em dobro. Primeiro, por desistir. Segundo, por passar a vida inteira fazendo algo que não o preenche totalmente, sempre pensando como seria diferente se não tivesse desistido do caminho que sempre sonhou.

Choca pensar que, por não conseguir absorver conteúdo, alguém possa aceitar mudar o próprio futuro. Eu sei que estou sendo duro, mas preciso ser assim para você não desistir. Você pode até estar pensando: *Já tentei várias vezes, já estudei muito, mas não consigo passar. Não sei o que fazer.*

Antes de seguir, é importante deixar claro que muitos estudantes passam por isso. Eu mesmo passei. Esse bloqueio vai aparecer, mais cedo ou mais tarde. O importante é não desistir. Lembra da frase do professor Pier que eu citei no capítulo anterior? Para ele, quando um estudante desiste de estudar ou abre mão de fazer uma prova por considerar o conteúdo muito difícil, está cometendo um erro. Diante das dificuldades, não dá para desistir, é importante se manter firme, ter objetivos e motivos bem definidos.[9]

Então, se o objetivo é passar na prova, não há outro caminho senão estudar. Não sei se alguém já falou isso para você, mas o estudo obrigatório, sobretudo quando mais técnico, não dá prazer (sei que muitos que estão lendo isso vão se identificar e sentir um alívio enorme). Ninguém gosta de ficar horas e horas debruçado sobre um livro depois de um dia inteiro de trabalho, estudando disciplinas desinteressantes que não escolheu, só porque são competências requisitadas em determinada matéria. Quem diz que sente prazer nesse processo possivelmente está se confundindo. O que ele gosta mesmo é do resultado que tem depois de tanto esforço. Isso, sim, é prazer e motiva a seguir em frente e a melhorar cada vez mais. O filósofo francês Bernard Charlot, que estuda há décadas a relação que as pessoas estabelecem com o saber, constatou em uma pesquisa que 80% dos estudantes só veem sentido em ir à escola para conseguir um diploma, ter um bom emprego, ganhar dinheiro e levar uma vida tranquila.[10] Ou seja, é uma motivação pela recompensa. Eu tenho um aluno cuja obstinação é passar em

---

[9] ENSINAMENTOS do professor Pier para aprender com inteligência. **E-disciplinas USP**. Disponível em https://edisciplinas.usp.br/pluginfile.php/3579778/mod_resource/content/3/7_Ensinamentos_do_Prof_Pier_Aprender_inteligencia.pdf. Acesso em: 5 nov. 2022.

[10] PINHEIRO, T. Bernard Charlot: ensinar com significado para mobilizar os alunos. **Nova Escola**, 1º jun. 2009. Disponível em: https://novaescola.org.br/conteudo/543/bernard-charlot-ensinar-com-significado-para-mobilizar-os-alunos. Acesso em: 5 nov. 2022.

primeiro lugar em umas das residências médicas mais concorridas do país. Ele já passou em terceiro lugar e abriu mão da vaga, busca ser o melhor dos melhores. Seu prazer está em estudar? Não, está no resultado excelente.

Você pode argumentar que já comprou alguns cursos on-line e também se inscreveu naquele cursinho preparatório que indicaram, mas não completou nenhum deles porque, no primeiro simulado que fez, não obteve o resultado esperado. Certo de que sua parte está sendo feita, você coloca a culpa no cursinho, questionando a qualidade, e não para e pensa no que está fazendo com as horas que separa para se dedicar ao conteúdo. Você se senta para estudar pensando nos problemas do trabalho, na dificuldade da prova, fica ansioso com os erros do passado, lembra das questões que tem para resolver, das dicas do professor tal que viu no YouTube ou daquele simulado on-line que quer fazer e, ainda por cima, fica pesquisando inúmeros materiais resumidos que "alguém que passou" montou. Tudo isso com o único objetivo de encontrar atalhos e acelerar o aprendizado. Doce ilusão. Essa obesidade mental o impede de filtrar para poder direcionar a sua energia.

Por isso é tão importante gerenciar os estudos na sua rotina. A gestão de tempo é deixada para segundo plano e justificada das maneiras mais frágeis possíveis. Argumenta que estava ajudando alguém em outra tarefa e sobrou pouco tempo para estudar ou trabalhou muito durante o dia e está cansado. O pensamento *hoje foi ruim, mereço descansar* é frequente em quem não faz um planejamento adequado. A pessoa, então, entra em um *looping*, deixando os estudos de lado, mas prometendo: *Na próxima segunda eu volto a estudar, no próximo mês retomo meus estudos* ou, ainda, *ano que vem irei me dedicar ao cursinho.*

Mas não existe um dia melhor que o outro, não existe amanhã sem o hoje. Quem tem um objetivo só olha para frente e faz do agora o seu melhor momento.

Sem olhar e definir as suas prioridades, você ainda estuda se comparando com quem já passou por essa situação. Não é difícil encontrar ex-estudantes contando como fizeram para passar nos vestibulares, nas residências médicas e nos concursos mais difíceis do país. A rotina de cada um deles e a maneira como cada um estudou é extremamente variada. Para alguns, a rotina inclui oito ou dez horas de estudos ininterruptas. Para outros, não há folga nem aos finais de semana. Eles estão errados? Não. Mas não começaram assim. E também não mantiveram esse ritmo todos os dias. E mais, sua fórmula do sucesso não se aplica a todos.

É melhor você ter qualidade de estudo do que quantidade de horas acumuladas olhando para o conteúdo. Estudo é progressão. Afinal, de que adianta ter um pico de estudo, passar doze horas estudando em um único dia, e no seguinte estar cansado e não conseguir nem pegar os cadernos? Ou ficar quinze dias ou um mês se dando uma folga? Agora, imagine fatiar essas horas em vários dias. Sem pressa, mas com constância. Já pensou como seria diferente? Você não precisa copiar quem se deu bem, mas encontrar o seu padrão de aprendizado e o que mais se encaixa na sua rotina.

O psiquiatra norte-americano William Glasser é reconhecido pelos seus estudos acerca do comportamento humano e da saúde mental. A partir desses conhecimentos, ele criou a teoria da pirâmide da aprendizagem, que é uma representação da retenção do conhecimento de acordo com o tipo de técnica e método utilizado no processo.[11] Veja só que interessante:

---

[11] ENTENDA a pirâmide da aprendizagem, de William Glasser. **Saraiva Educação**, 3 out. 2022. Disponível em: https://blog.saraivaeducacao.com.br/piramide-da-aprendizagem/. Acesso em: 27 nov. 2022.

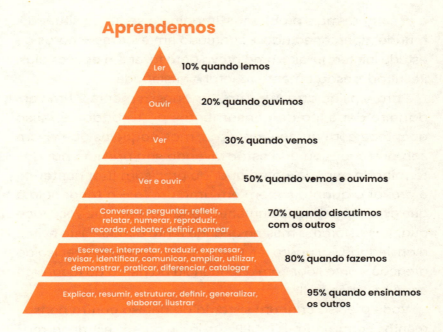

Observe que há várias maneiras de aprender, e cada uma delas apresenta eficácia diferente. Não é só se debruçando em livros que absorvemos conteúdo. Aprendemos quando ouvimos, quando vemos, quando discutimos um assunto e, para a surpresa de muitos, também quando ensinamos. Isso é realmente incrível, não? Talvez o que falte para você é descobrir qual o seu padrão, mas em vez disso prefere continuar a busca por uma fórmula mágica. Já te aviso: ela não existe, o que funciona é determinar a sua própria fórmula de aprendizado.

Enquanto o aluno não percebe que existem vários padrões de aprendizado e não consegue identificar qual é o melhor método para a sua realidade, a aquisição de conhecimento fica cada vez mais distante. Cansado, angustiado, ansioso, sente o rendimento e o nível de aprendizado cair, e aí surgem mais problemas. Imagine a seguinte situação: mundo hiperconectado + conteúdo em excesso + horas de estudo ininterruptas + uma prova para fazer em poucos dias. Resultado: esgotamento mental e ansiedade.

Para o psiquiatra Augusto Cury, nossa mente é um verdadeiro depósito de pensamentos perturbadores.[12] Isso acontece com qualquer pessoa, mas naqueles que vivem sob pressão – ou que estão vivendo sob pressão por determinado período, como quando precisam fixar conteúdo e provar o quanto sabem em uma prova – a tendência é que essa perturbação aumente. Portanto, sem que você faça qualquer esforço, e mesmo quando tenta a todo custo evitar, a ansiedade vai aparecer. E se todo aprendizado precisa de atenção, como lidar com a tendência da perda do foco, algo comum nesse mal?

Você precisa criar um sistema de defesa contra pensamentos perturbadores (SDPP). De início parece estranho, mas pense na força dos sistemas de defesa aéreo que vemos por aí: eles livram de todos os ataques e os torna indestrutíveis? Não! Porém, protege contra os ataques. A ideia é criar esse sistema de defesa: você vai sentir o impacto da ansiedade, da falta de foco ou de planejamento, mas, como está protegido, o impacto será menor. O meio externo continuará agindo, entretanto, o seu psicológico estará fortalecido para receber o impacto e, mesmo assim, não desviar do seu objetivo. Da próxima vez que pensar em desistir, você estará preparado e dirá: "Eu sou responsável pelas minhas escolhas, escolho ser melhor do que ontem e me preparo ainda mais para o amanhã. O dia ideal para começar é hoje, e eu não desistirei".

---

[12] CURY, A. **Ansiedade**: como enfrentar o mal do século. São Paulo: Saraiva, 2014.

QUEM TEM UM OBJETIVO SÓ OLHA PARA A FRENTE E FAZ DO AGORA O SEU MELHOR MOMENTO.

@PEDROERNESTOMIRANDA

Capítulo 3

A MEMÓRIA É A BASE DO SEU APRENDIZADO

Neste capítulo, você vai ver:

- Tipos de memória e como acioná-las
- Perfis de aprendizado
- Onde está o seu maior erro: no planejamento, na execução ou na avaliação?

João e Maria Cecília[13] são um casal que, assim como vários outros, começou o relacionamento no início da faculdade, e por isso mesmo estudam juntos para as atividades do curso. Os dois se sentam todos os dias no mesmo horário, um ao lado do outro, assistem aulas, fazem exercícios, resumos e tudo o mais que está no cronograma que traçaram juntos. A quantidade de horas que dedicam para os estudos também é a mesma. Apesar da forma de estudo e a quantidade de horas estudadas serem as mesmas, João sempre foi considerado mais inteligente que Maria Cecília, pois conseguia resultados melhores nas provas da faculdade. Você acha mesmo que essa afirmação é verdadeira?

    Se você chegou até aqui na leitura, provavelmente já sabe que a resposta é não. Todos aprendem, não tem essa de ser mais ou menos inteligente. O que acontecia com o casal é que cada um tinha um perfil de aprendizagem diferente. Ao serem avaliados, o resultado mostrou que, enquanto João era mais rápido, Maria Cecília precisava de mais tempo para absorver o conteúdo. Por estudarem juntos, ela sempre se comparava a ele e não conseguia ter o mesmo desempenho, mas o método e a quantidade de horas dedicadas não eram compatíveis com o seu perfil de aprendizado. Quando identifiquei esse descompasso no início da mentoria, foi um baque para o casal ouvir que eles não poderiam mais seguir da mesma maneira.

    "Mas, Pedro, posso estudar com meu amigo, amiga, namorado, namorada?" Sim, você pode. Porém, deve estudar ao lado de outra pessoa, nunca igual a ela. Até porque estudo se faz de forma individual!

---

[13] Os nomes foram trocados para preservar a identidade dos alunos do autor. (N.E.)

A questão de João e Maria Cecília era que eles estudavam exatamente da mesma maneira, e para o que João estudava em três horas, Maria Cecília gastaria cinco se estivesse usando um método compatível, mas ela acelerava seus estudos para terminar junto com ele. Se ele respondia a dez questões em dez minutos, ela achava que isso era o que tinha de fazer também. O comportamento padrão de João atrapalhava o desenvolvimento de Maria Cecília. Sugeri, então, que os dois seguissem com os mesmos horários de estudos, mas com métodos e rotinas diferentes.

João, como era mais rápido no processo de aprendizagem, tinha um volume maior de questões e um tempo maior de descanso, enquanto Maria Cecília faria uma quantidade menor de questões (claro que dentro do ideal para o aprendizado), e seus períodos de descanso eram reduzidos em comparação com os do parceiro.

Dessa maneira, eles começariam e terminariam de estudar no mesmo horário, mantendo a rotina já estabelecida e sem impactar na qualidade de vida do casal.

O que aconteceu? No fim do ano, Maria Cecília teve, pela primeira vez na vida, resultados melhores que os de João. Ela entendeu que não poderia seguir o mesmo caminho de aprendizagem que o namorado, mesmo que ambos estudassem com o mesmo material, no mesmo cursinho e tivessem o mesmo objetivo. Cada um tem uma percepção, um ciclo, um formato a seguir.

E o que os levava a pensar que não havia problemas em seguir o mesmo cronograma provavelmente é o mesmo pensamento que leva a maioria das pessoas a não conseguir os resultados esperados: <u>a falta de conhecimento sobre o cérebro no que diz respeito ao aprendizado</u>. As pessoas ainda acreditam que aprender é sentar-se em uma cadeira, assistir a uma aula, fazer anotações, resumos e, pronto, não é preciso fazer mais nada. Mas não é bem assim que o nosso cérebro funciona. Entender isso faz toda a diferença no aprendizado, não reconhecer esse processo é uma das causas para que você, mesmo estudando, não consiga os resultados que espera.

COMO O CÉREBRO FUNCIONA?

O cérebro, que tem aproximadamente 86 bilhões de neurônios,[14] funciona como um grande depósito de informações em que nossas lembranças, recordações, experiências, ou seja, tudo o que você vive, é arquivado. Quando solicitado, esses dados são recuperados. Essa capacidade de reter as informações e depois buscá-las quando necessário é feita através da memória. Assim, quando você se lembra daquele prato delicioso que comeu no restaurante, é a sua memória que foi lá no depósito de informações do cérebro, buscou essa imagem e as sensações atreladas a ela e a trouxe até você. Quando você está em uma prova e se lembra da resposta da questão, novamente, é a sua memória entrando em jogo. A memória é a base do aprendizado.

Antes que você comece a se preocupar, já tranquilizo: esquecer alguma coisa é normal. Quem se lembra do nome das professoras que teve na educação infantil? Ou do sobrenome daquele superamigo que frequentava a sua casa da infância, mas se mudou e você nunca mais viu? Por outro lado, como podemos nos lembrar de outras coisas imediatamente, sem

---

14 ZORZETTO, R. Números em revisão: recontagem dos neurônios põe em xeque ideias da neurociência. **Revista Fapesp**, n. 192, fev. 2012. Disponível em: https://revistapesquisa.fapesp.br/n%C3%BAmeros-em-revis%C3%A3o/. Acesso em: 2 nov. 2022.

muito esforço? A resposta é simples: existem três inúmeros tipos de memória descritos na literatura. Para fins didáticos, em relação ao aprendizado, falaremos das três principais:[15]

- **Memória de curto prazo (MCP)**: é aquela memória imediata, cuja retenção dura poucos minutos. Vamos fazer um teste? Observe o número a seguir: 185714. Agora, feche os olhos e o repita. É bem provável que você tenha conseguido repeti-lo perfeitamente. O mesmo vale para quando você vê uma placa de carro na rua, um número em uma casa, o nome de uma pessoa e outras coisas imediatas. Essa memória é superficial e o cérebro entende que não vai precisar dessa informação depois, então desaparece com ela. Por isso, é provável que você já tenha esquecido o número, ou não se lembre mais dele se eu perguntar daqui a três páginas.
- **Memória operacional (MO)**: é aquela que fica entre a memória de curto e a de longo prazo. Você a aciona mais vezes em curtos espaços de tempo e depois nunca mais a usa, e ela é esquecida. Por exemplo, você está se preparando para uma prova que acontecerá daqui a uma semana. Então estuda o conteúdo na segunda, terça, quarta, quinta, sexta e até no sábado. No domingo, dia da prova, vai lá e responde a todas as questões. Quer sensação melhor do que essa? Você realmente sabia o conteúdo. Entretanto, é a partir de agora que vem o grande desafio. Depois da prova, nunca mais toca naquele conteúdo. Em uma, duas, três semanas seu cérebro aperta a tecla *delete* e você esquece grande parte daquilo que estudou. Tenho

---

[15] BASTARDAS, M. T. Tipos de memória humana. **Psicologia-Online**, 5 maio 2020. Disponível em: https://br.psicologia-online.com/tipos-de-memoria-humana-383.html. Acesso em: 2 mar. 2023.

certeza de que você sabia todas as fórmulas matemáticas ou as datas de determinados acontecimentos quando estudou, mas nunca mais retomou esse conteúdo e ele sumiu! Isso é fisiológico e absolutamente normal.

- **Memória de longo prazo (MLP)**: é aquela memória que você não esquece, pois revisou o conteúdo muitas vezes, e ele se fixou na sua mente. Imagine que você ouviu a música nova do seu cantor preferido e gostou muito. Naquele momento, não a decorou, pois só ouviu uma vez, e ela ficou lá na MCP. Mas, se você a escutar novamente amanhã, depois de amanhã, daqui a um mês, daqui a uns três meses, ela vai ficar na sua memória para sempre.

Então aqui vem a grande pergunta: como colocar um conhecimento na MLP? Simples: uma MCP é candidata a MO, que, por sua vez, está pronta para se tornar MLP, bastam os estímulos adequados. Porém, se estudar de maneira superficial, sem a atenção necessária, sem revisão e sem os estímulos adequados, não tem jeito. O cérebro vai entender que se trata de algo banal, que não faz diferença na sua vida e a chance de perder aquele conteúdo é muito grande.

Quando você compreende esse funcionamento, entende também como vai trabalhar cada uma dessas memórias, estimulando-as de acordo com a sua necessidade. Porque é *o que* você faz, *quanto* estuda e *como* estuda que determinam a retenção do conteúdo. Então, se você está estudando agora para uma prova que será feita em uma semana, acionar a MO é um bom caminho. Mas, se você está estudando para aquela prova longa, densa, que será realizada só daqui a dois, três, seis meses, um ano ou se não sabe ainda quando vai acontecer, não tem outra saída, precisa revisitar esse conteúdo várias vezes para colocar a forte MLP no jogo.

Entende por que eu digo que não existe o gênio do cursinho ou o aluno mais inteligente da escola? Essas pessoas entendem o funcionamento do cérebro e usam esses três tipos de memória a seu favor. E estudam o conteúdo, revisam, fazem os exercícios e tudo o que é proposto, estimulando o cérebro duas, três vezes a mais do que a pessoa que fica só na MCP. Ou seja, a qualidade que você entrega para os estudos e a forma de trabalhar com essa informação são determinantes para a sua retenção do conteúdo.

Tenho alunos que falam que fizeram três, quatro anos de cursinho e nunca alcançaram o resultado desejado. Ou obtiveram resultado só no último ano. O que eles fizeram, na real, foi repetir o ano quatro vezes. Ou seja, eles fizeram a mesma coisa pouco eficaz repetidamente durante quatro anos. Assistiam a aula, não aplicavam e não revisavam. Nos primeiros dois, três anos, tudo ficava na MCP, no máximo na MO, e só conseguiram resultado porque o conhecimento entrou na MLP pela repetição no quarto ano.

Vamos analisar com calma essa situação. E se eles tivessem colocado esse conhecimento na MLP já no primeiro ano? Provavelmente teriam o resultado bem mais cedo. O erro estava na falta de entendimento sobre como transformar o estudo e o aprendizado em alta performance. Por isso, da próxima vez em que você achar que nunca aprende e que só o fulano é o *nerd* que sabe tudo, repense como está estimulando o seu cérebro, combinado?

PERFIL DE APRENDIZADO

O problema é que, sem entender o funcionamento do seu cérebro, também não é possível saber qual é o seu perfil de aprendizagem ideal. Isso significa desconhecer as habilidades cognitivas usadas para fixar o conteúdo.

A QUALIDADE QUE VOCÊ ENTREGA PARA OS ESTUDOS E A FORMA DE TRABALHAR COM ESSA INFORMAÇÃO SÃO DETERMINANTES PARA A SUA RETENÇÃO DO CONTEÚDO.

@PEDROERNESTOMIRANDA

Há quem aprenda mais a partir da observação de imagens, como fotografias, mapas mentais, *slides*, figuras, gráficos e assim por diante. São pessoas com o perfil mais visual. Há quem fixe o aprendizado quando ouve o conteúdo, então costuma ouvir *podcasts*, escutar as explicações do professor, ver vídeos e ler em voz alta. Esse perfil é chamado de auditivo. Há, ainda, outro tipo, que é o cinestésico, que aprende fazendo – o comportamento *maker*. Ele usa todos os sentidos (visão, audição, tato, paladar e olfato) para criar hipóteses e encontrar as soluções. Esses são os perfis básicos e bem conhecidos no meio educacional. Guarde essa informação, que você vai precisar dela mais à frente. E já vou te adiantar: isso todos nós sabemos, mas não é tão importante quanto dizem. O aprendizado se faz na prática.

Ao associar o perfil de aprendizagem com outras características comportamentais, como as emoções, a sociabilidade e o tempo de retenção de atenção, é possível encontrar o que chamo de subtipos de aprendizagem. Isso é importante porque direciona o estudo. Veja: uma pessoa que se identifica com o perfil auditivo, mas tem um comportamento ansioso, mesmo que ouça a aula, veja os vídeos e preste atenção no professor, não consegue se fixar naquilo por muito tempo por conta da ansiedade. Ela cria uma disputa interna em que um lado quer prestar atenção no conteúdo, enquanto o outro permanece pensando nas outras atividades que precisa realizar, como o resumo da aula ou assistir a outros vídeos da matéria. Ela precisa lidar com isso e encontrar as estratégias corretas para estudar.

Quando eu falo em subtipos, existe uma lista extensa. Eu poderia escrever mais de duzentas páginas sobre isso, mas não iria te trazer resultados. Por isso, vou te mostrar três exemplos práticos que correspondem a 98% dos alunos para que você entenda a dinâmica:

VOCÊ É PARTE ATIVA NO PROCESSO DE APRENDIZAGEM, ENTÃO ANTES DE ENTRAR DE VEZ NO MÉTODO QUE EU VOU ENSINAR, VOCÊ PRECISA SE AUTOCONHECER.

@PEDROERNESTOMIRANDA

- **Ansioso-produtivo**: é o perfil mais popular. É a pessoa que quer evoluir e, por isso, estuda muito do conteúdo todos os dias, vê vídeos, responde a muitas questões, resumos etc. Se alguém fala de algo novo, ela se sente obrigada a conhecer também. Para ela, quanto mais, melhor; sempre quer abraçar o mundo. Mas tudo isso aumenta a sua ansiedade. Fica pensando em como dar conta de tudo ao mesmo tempo e, se acontece um atraso no cronograma, ela para e não consegue seguir, porque algo ficou para trás. Isso atrapalha até o ciclo de sono (no capítulo 5, vou falar mais sobre a importância de dormir bem), deixando-a ainda mais ansiosa, ainda que não seja um problema patológico. O seu planejamento é falho, porque coloca mais tarefas do que é capaz de executar durante o dia.
- **Procrastinador**: é a pessoa que sabe que precisa estudar, que tem várias atividades para aquele dia, mas deixa tudo para um segundo momento. Quando tem um dia livre para estudar, até cria um cronograma para se organizar, mas em vez de começar no horário marcado, adia para a hora seguinte ou para o período da tarde, por exemplo. No fim do dia, não fez nada. No capítulo 8, vamos entender como vencer essa procrastinação.
- **Perfeccionista**: com essa pessoa é tudo oito ou oitenta. Ou ela faz tudo perfeito ou, se algo não está bem-feito ou sai do planejado, paralisa e não consegue prosseguir.

Como falei, esses são os principais. Quando associamos o perfil de aprendizagem com o perfil comportamental e de procrastinação, o resultado são subtipos diversos. De todos, o mais importante e que realmente vai te trazer resultados práticos, é o perfil procrastinador.[16]

---

[16] INVENTÁRIO DE PROCRASTINAÇÃO baseado em: Basco, M. R. **The Procrastinator's Guide to Getting Things Done**. Nova York: The Guilford Press, 2010.

PLANEJAMENTO, EXECUÇÃO E AVALIAÇÃO

Outro problema que atrapalha a dinâmica de aprendizagem é não entender que planejar o cronograma de estudos não é só saber o que tem para estudar hoje.

Quantas vezes você ficou estudando por horas, por semanas e até por meses, avaliando apenas a quantidade de horas e o volume dos temas estudados? E, mesmo assim, depois de todo esse processo, não conseguiu resultado? É o que eu chamo de esforço vazio. Você nadou, nadou, nadou e morreu na praia.

Estudar sem parar, como se não houvesse amanhã, não é algo que ajuda o aluno. Ele precisa estabelecer bons métodos de planejamento, de execução e, por fim, de avaliação. O planejamento é onde você define o que e quando vai estudar, além de determinar os recursos disponíveis para realizar essas atividades (ainda vamos falar mais sobre isso). A execução é colocar em prática o que foi planejado, a implementação das suas metas. Por fim, a avaliação é o momento de verificar se a estratégia está correta ou se é melhor redirecionar a rota. Tem algo que eu sempre falo para os meus alunos e espero que você guarde: nos estudos, quando a intensidade é alta, a constância é baixa. Ou seja, se você decidir estudar doze horas por dia, todos os dias da semana, não vai conseguir manter essa regularidade. Em breve, vai desistir de estudar.

Você já pensou se a sua estratégia contempla essas três fases (planejamento, execução e avaliação)? Há alunos que não sabem fazer esse caminho, ou conseguem fazer muito bem uma das fases e erra nas demais. O pior é quando não enxergam que estão errando, porque o problema que você não sabe que tem nunca será resolvido.

Eu tenho algo muito sério para contar: diagnosticar onde está é um dos principais desafios de quem está se preparando para uma prova.

Não dá para ter medo de enxergar a própria realidade. Não dá para fechar os olhos e continuar acreditando que basta assistir às aulas para aprender. Não dá para achar que o seu problema ainda é a qualidade do cursinho ou a didática do professor. Você é parte ativa no processo de aprendizagem, então antes de entrar de vez no método que eu vou ensinar, você precisa se autoconhecer. Esse passo é fundamental para a implementação do método que apresentarei nos próximos capítulos.

Convido você a fazer o teste no QR Code abaixo, para descobrir onde está o seu maior erro e recalcular a rota desde já.[17]

Aponte a câmera do seu celular para o QR Code ao lado e acesse o conteúdo.

app.ipm.med.br/ipaa

---

[17] Inventário de Processos de Autorregulação da Aprendizagem (IPAA), baseado em: ZIMMERMAN, B. J. **Becoming a Self-Regulated Learner: An Overview**. Theory into Practice, v. 41, n. 2, p. 64-70, 2002.

Capítulo 4

A MANDALA DO APRENDIZADO

Neste capítulo, você vai ver:

- Como sair da zona de conforto nos estudos
- A mandala do aprendizado
- O erro como parte da evolução

Há uma declaração do escritor norte-americano Alvin Toffler em que ele diz que o analfabeto do século XXI não é aquele que não sabe ler e escrever, mas aquele que não sabe aprender, desaprender e voltar a aprender. Ela teria sido proferida em 1994 e vai na mesma linha das ideias de um dos seus livros mais famosos, *O choque do futuro*,[18] escrito na década de 1970.[19] Meio século depois do lançamento da obra, em pleno século XXI, podemos comprovar a veracidade e a visão de futuro de Toffler.

<u>Aprender, revisar e reaprender</u>. Para mim, essa é a tríade do aprendizado. Não há aprendizado sem o conteúdo, sem a revisão do conteúdo e sem a avaliação e a reavaliação do que você está fazendo. Durante muitos anos, eu não entendi essa coisa de aprender a aprender. Pulei de cursinho em cursinho procurando solução para a minha dor. Mas só consegui conquistar o meu objetivo quando me dei conta de que o estudo é individualizado e, por mais que estudasse no melhor cursinho do planeta, se não me conhecesse e não trabalhasse em mim alguns conceitos importantes, não teria sucesso nos estudos.

Depois de passar um ano totalmente dedicado a estudar a área educacional e os melhores métodos que levavam um estudante à alta performance, eu entendi que o aprendizado não é só se dedicar ao conteúdo teórico, mas algo muito maior. É algo transformador, que você carregará para o resto da vida. E, por isso mesmo, requer um amadurecimento e um comprometimento grande. Uma verdadeira evolução.

---

18 TOFFLER, A. **O choque do futuro**. Rio de Janeiro: Record, 1998.

19 AMDUR, E. "The illiterate of the 21st century...". **Forbes**, 4 out. 2022. Disponível em: https://www.forbes.com/sites/eliamdur/2022/10/04/the-illiterate-of-the-21st-century/?sh=542878106a3e. Acesso em: 1º nov. 2022.

Sair da zona de conforto em relação aos estudos pode ser um desafio, mas é possível! Aqui estão algumas dicas para ajudar você:

- **Entenda os riscos positivos**: quem não assume riscos, não evolui na vida. Uma pessoa precisa assumir o risco de suas escolhas, o risco de mudar e de sair da sua zona de conforto em busca de um objetivo maior. A pessoa que decide estudar mais duas horas e que por isso chegará mais tarde em casa está assumindo uma série de riscos, entre eles estar menos tempo com a família ou os amigos, ou até mesmo diminuir a carga horária de trabalho, impactando em uma redução no ganho financeiro. É um risco, mas ela espera colher algo por isso. Não tem outro jeito. Todos nós pagaremos os juros durante a nossa jornada. Alguns aproveitam agora e irão pagar em alguns anos. Outros pagam agora e irão aproveitar lá na frente. Você decide qual é o seu caminho, você escolhe o risco que quer assumir. Quando eu deixei a Medicina para me dedicar à área educacional, assumi um risco gigantesco. Paguei um juro muito alto de começar do zero. Não sabia se daria certo, mesmo assim fui em frente. Hoje, estou aqui, escrevendo este livro, e sendo considerado uma grande referência em estudo e aprendizado, colhendo os frutos da minha escolha.
- **Faça pequenas mudanças**: Comece com mudanças pequenas em sua rotina, como experimentar um novo formato de estudos ou mudar o ambiente. Isso pode ajudar a construir confiança e coragem para fazer mudanças maiores que acontecem progressivamente.
- **Aceite os desafios do aprendizado**: o mundo está cada vez mais conectado e, para evoluir, precisamos nos adaptar às mudanças. Se você não tirar os conhecimentos

antigos e substituí-los por novos, vai ficar para trás. Como a citação de Toffler na abertura deste capítulo: aprender, desaprender e voltar a aprender. É preciso querer aprender.
- **Busque apoio em pessoas com os mesmos objetivos**: são as pessoas ao seu redor, o ambiente em que está que influencia você, então tenha amigos com interesses em comum. Tem o grupo dos apreciadores de vinho, o grupo do ski, o dos empreendedores... e tem o grupo dos estudos. Eu crio os ambientes ideais para cada interesse que tenho na vida, pois o conhecimento dos amigos vai agregar novos conteúdos para mim.

Portanto, convido você a evoluir a partir de agora junto com o meu método de aprendizado. Já aviso que não encontrará uma receita de bolo, porém, tenho uma notícia muito boa: você conseguirá executar a receita mesmo assim!

VOCÊ É RESPONSÁVEL PELO SEU APRENDIZADO

Desde o começo deste livro, eu digo que você é parte ativa do aprendizado. Portanto, o que vou entregar são os ingredientes – neste caso, as técnicas de aprendizado –, mas caberá a você decidir quais são as melhores técnicas de acordo com o seu perfil e como vai organizá-las, por isso é tão importante você já ter feito o teste indicado no capítulo anterior. Aqui, o modo de preparo da receita fica por sua conta, ao organizar três fases das estratégias de estudo dentro do seu perfil de aprendizado e da sua realidade.

E por que eu digo isso? Imagine se eu falar para um ansioso-produtivo que ele precisa ler quatrocentas páginas por dia para conseguir aprender. Ele não vai conseguir! Além do volume ser muito grande, a técnica é monótona e pouco eficaz para esse perfil. No mesmo sentido, se um aluno procrastinador não estiver em um ambiente com pessoas que o incentivem a estudar e com um cronograma muito detalhado e definido, suas chances de ele conseguir sair da inércia e iniciar os estudos são muito pequenas.

Entenda de uma vez por todas: as pessoas são diferentes e, por isso mesmo, aprendem a partir de mecanismos diferentes. Então, utilizar o mesmo método que o seu primo, seu amigo ou aquele guru da internet pode não ter nenhum benefício para você.

Pensando nisso, criei a mandala do aprendizado, que é dividida em três partes iguais:

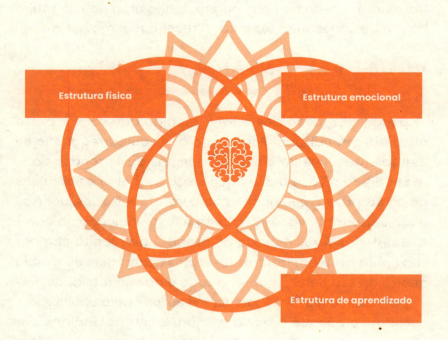

Tudo começa na estrutura física. Se você não estiver bem física e fisiologicamente, suas horas de estudo podem não ser rentáveis o suficiente. Depois, na estrutura emocional, estão as suas emoções, o foco, a definição de hábitos e a disciplina. Esse fator psicológico é determinante para o aprendizado e, infelizmente, pouco levado em consideração. Para concluir a mandala, estão na estrutura do aprendizado as técnicas e os métodos de estudo que são mais compatíveis com o seu perfil.

A soma das três partes é o caminho para a alta performance. Repare que o aprendizado é uma progressiva em que a execução de uma parte leva a outra, não dá para escolher só uma delas para se especializar. Ou seja, não adianta apressar os passos e ir direto aprender as técnicas. Aliás, é isso o que você vem fazendo até agora, e já sabe que não é a escolha mais adequada.

No mundo profissional, existe uma denominação que é o *T-shaped*, aquele profissional que é especialista em uma área, mas que tem também conhecimento em diversas outras. É saber um pouco de tudo e muito daquilo em que é especialista.

Embora haja várias teorias sobre a origem do conceito de "Profissional T-shaped", a sua criação geralmente é atribuída à consultoria de design IDEO, que o popularizou no final dos anos 1990. A IDEO é uma empresa de design e inovação com sede nos Estados Unidos, conhecida por ter desenvolvido uma abordagem criativa e colaborativa para o design de produtos, serviços e experiências.[20]

---

20 HANSEN, M. T. IDEO CEO Tim Brown: T-Shaped Stars: The Backbone of IDEO's Collaborative Culture. **Chief Executive**. Disponível em: https://chiefexecutive.net/ideo-ceo-tim-brown-t-shaped-stars-the-backbone-of-ideoaes-collaborative-culture__trashed/. Acesso em: 2 mar. 2023.

Vamos usar como exemplo um dermatologista. Ele é um especialista em sua área, um excelente profissional tecnicamente, mas para se sobressair e crescer na profissão, ele precisa saber de relacionamento com os pacientes, administração, gestão de pessoas, experiência do consumidor, hospitalidade e diversas outras coisas. Por isso, sua representação em um T. Veja:

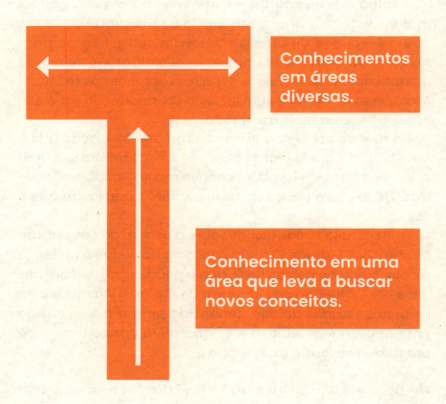

Conhecimentos em áreas diversas.

Conhecimento em uma área que leva a buscar novos conceitos.

Perceba como ele é o oposto do professional *I-shaped*, o especialista em uma única área, aquele que não busca áreas correlatas para enriquecer seus conhecimentos.

Na educação, busca-se o mesmo. Todo conhecimento leva ao aprendizado. Não dá mais para se especializar apenas no conteúdo, ser o especialista nas competências pedidas nos principais exames. É necessário também conhecer outras áreas que ajudarão a elevar seus resultados à terceira potência. É ser multifatorial. Daí todas as partes da mandala.

O caminho que você precisa traçar não é fácil. E, infelizmente, não existe um método infalível. Não existe a "arminha mais potente". Mas você terá as ferramentas de que precisa para filtrar o que faz mais sentido na sua vida e encaixa com o seu perfil. O meu objetivo é que você desenvolva o autodiagnóstico (saber que há um problema), o autodomínio (dominar as estratégias para resolver o problema) e o autocontrole (aplicar as estratégias corretas) para construir o caminho que seja mais assertivo para o seu aprendizado.

Ao longo dessa jornada de conhecimento, você vai errar. Enxergue esse erro como algo positivo. É mais uma oportunidade para desaprender e aprender de novo. A escola até podia premiar quem mais acertava, o aluno nota 10 sempre era o mais inteligente, o mais esperto, o preferido. Mas a vida não acompanha esse pensamento. Ela premia quem mais erra e tem a capacidade de corrigir e se reestruturar rápido. Errou? Corrija e siga em frente.

O passo mais importante para construir um alicerce firme é compreender e construir a ideia de que a vida premia aqueles que mais falham. Aqueles que tentam e não desistem. Corrija seus hábitos, suas crenças, seus "pré-conceitos" e ressignifique muitas coisas em relação ao estudo.

Siga comigo, um processo bem interessante está prestes a começar!

TODOS NÓS PAGAREMOS OS JUROS DURANTE A NOSSA JORNADA. ALGUNS APROVEITAM AGORA E IRÃO PAGAR EM ALGUNS ANOS. OUTROS PAGAM AGORA E IRÃO APROVEITAR LÁ NA FRENTE. VOCÊ DECIDE QUAL É O SEU CAMINHO.

@PEDROERNESTOMIRANDA

Capítulo 5

ESTRUTURA FÍSICA: COMECE AJUSTANDO A SUA QUALIDADE DE VIDA

Neste capítulo, <u>você vai ver</u>:

- A importância do sono
- Atividade física *versus* retenção do conteúdo
- A alimentação é a base da sua saúde

Você nem precisa me contar como é a sua organização quando se prepara para uma prova. Tenho certeza de que separa os cadernos, anotações e livros, determina quantas horas vai estudar, a frequência na semana e pronto! Basta fazer isso para ter a vaga garantida. Afinal, baseamos nosso conhecimento na quantidade de conteúdo que absorvemos e, por isso, estudar, estudar e estudar seria a melhor estratégia para conseguir os resultados que desejamos. Pensamos sempre em adicionar: "quanto mais, melhor" – será mesmo? O sucesso do seu aprendizado não depende apenas das horas dedicadas ao estudo, mas também da maneira como você se prepara antes de pegar os livros. Tudo começa com um corpo sadio, por isso, a primeira parte de que falaremos da mandala do aprendizado é a **estrutura física**.

Não tem como uma pessoa se esforçar e tentar se concentrar para fixar conteúdo se está cansada, não dorme direito ou está se alimentando de maneira inadequada. Esses são os três principais pilares que você precisará adequar e que fazem parte da estrutura física da qual falo: sono, alimentação e atividade física.

Pode até parecer que é um exagero da minha parte, mas acredite: eu sei exatamente a importância desse autocuidado. Lembra que no início do livro eu contei que desenvolvi sérios problemas de saúde e levei quase um ano para me recuperar? No auge da minha debilidade física, tudo aquilo que eu estava fazendo – mestrado, doutorado, plantões, aulas, entre outras coisas – ficaram para trás. A prioridade, naquele momento, era cuidar da minha saúde e me recuperar. Isso é natural no ser humano. Diante de uma situação difícil, colocamos o foco diretamente naquilo que mais nos afeta.

Imagine que você está se preparando para aquela prova importante para a sua carreira. Seu foco claramente está nos estudos. Mas se você começar a se sentir fraco, cansado, ou se tiver qualquer problema de saúde, uma inflamação na garganta, por exemplo, imediatamente sua atenção muda para essas ocorrências. Pense em um atleta de alta performance, campeão de um esporte qualquer. Você acha que ele chegou aonde está só porque treina sem parar dia e noite? Claro que não! A vida dele é feita de rotina e disciplina. Ele tem hora certa para dormir, um cardápio a ser seguido à risca, descanso programado e aí, sim, os treinos. Veja que o treino é só uma parte da preparação. Mesmo que ele tenha um talento único e se destaque naquela modalidade, precisará se esforçar para ser o melhor. O esforço supera o talento.

Para quem está em uma rotina de aprendizado, o processo deve ser o mesmo. Planeje como se estivesse se preparando para uma maratona. Você vai mesmo treinar sem se alimentar? Vai conseguir treinar bem depois de passar uma noite inteira na festa com a turma? Não! Você sabe que o seu rendimento não será o mesmo e, consequentemente, o resultado no dia da corrida refletirá essa falta de disciplina.

Portanto, antes que você pegue os livros, quero que preste muita atenção no assunto deste capítulo: cuidar do sono, da alimentação e praticar uma atividade física trazem grandes benefícios para a sua saúde e, consequentemente, para a alta performance no aprendizado.

DURMA BEM (E NÃO APENAS QUANDO A AGENDA PERMITIR)

Dormir é o principal pilar da estrutura física. Por isso, decidi começar a explorar o assunto por ele. Quem passa noites sem dormir ou não consegue estabelecer uma rotina de sono está prejudicando a si próprio. Além do risco aumentado para diversas doenças – que vão desde as cardiovasculares até o Alzheimer, a depressão e a obesidade –, manter longos períodos de sono insuficiente ou inadequado ainda atrapalha o seu aprendizado.

De acordo com o neurocientista Matthew Walker, autor de *Por que nós dormimos*,[21] o sono não é só a ausência de vigília, mas também um momento em que diversas funções do cérebro são restauradas, inclusive a memória. O sono, conforme o autor, é um poderoso aliado tanto antes do aprendizado, quando prepara o cérebro para gravar informações, como depois, quando fixa esse conteúdo.

Um artigo publicado na revista *Nature* corrobora a pesquisa de Walker. Segundo os pesquisadores alemães Susanne Diekelmann e Jan Born, o sono promove a consolidação das memórias que são relevantes para os indivíduos e ainda é responsável por melhorar a qualidade dessas informações recebidas, permitindo a formação de novas associações e ideias.[22]

Lembra quando falamos sobre os tipos de memórias? Quando estudamos um conteúdo, ele entra em nossa mente como uma memória de curto prazo (MCP), e é armazenado em uma região cerebral chamada hipocampo. Esse centro de memória tem uma capacidade de armazenamento de informações limitada, então se ele já está com o espaço ocupado, não há como

---

[21] WALKER, M. **Por que nós dormimos**: a nova ciência do sono e do sonho. Rio de Janeiro: Intrínseca, 2018.

[22] DIEKELMANN, S.; BORN, J. The Memory Function of Sleep. **Nat Rev Neurosci**, v. 11, p. 114-126, 2010. Disponível em: https://doi.org/10.1038/nrn2762. Acesso em: 16 nov. 2022.

colocar mais informações ali. É como o que acontece com a capacidade do celular. Quem já tentou baixar um aplicativo no celular sem espaço livre sabe que essa é uma tarefa impossível. Primeiro, terá de desinstalar um outro *app* para baixar o novo. O mesmo acontece com o hipocampo. Se ele estiver em sua capacidade máxima, não poderá absorver nenhuma nova informação, por mais que tentemos. Sem essa porta de entrada, você não consegue receber e reter as informações. E o que libera espaço nesse centro? Sono adequado. Ao dormir, você também consolida o que aprendeu e reforça o que está na sua MCP que, aliada a uma boa revisão, transforma aquelas informações aprendidas em memória operacional (MO) ou de longo prazo (MLP).

Até mesmo aquele cochilo de trinta minutos no meio do dia pode ser benéfico. Uma revisão de literatura realizada por um grupo de pesquisadores franceses concluiu que cochilar à tarde melhora o desempenho cognitivo e potencializa o estado de alerta, principalmente nas duas primeiras horas após o cochilo.[23]

Assim, um dos maiores erros que a pessoa que está se preparando para uma prova comete é ficar noites sem dormir. Ela não perde apenas o dia seguinte porque estará cansada, mas o anterior também, pois não consegue consolidar as informações recebidas. Em resumo: em um dia, não absorve nada e, no outro, não rende nada.

De maneira geral, recomenda-se que um adulto durma entre seis e oito horas por noite, mas sabemos que tem pessoas com padrões diferentes. Há quem durma seis horas e

---

[23] DUTHEIL, F. et al. Effects of a Short Daytime Nap on the Cognitive Performance: A Systematic Review and Meta-Analysis. **International Journal of Environmental Research and Public Health**, v. 18, n. 19, 2021. Disponível em: https://doi.org/10.3390/ijerph181910212. Acesso em: 17 nov. 2022.

se sinta revigorado, enquanto outros precisam de dez horas para se dizer descansado. Como encontrar o seu padrão de sono? Observando o seu rendimento no dia seguinte. Se você está dormindo seis horas, por exemplo, mas não está retendo conteúdo, está perdendo o foco. Se você sente que sua concentração está baixa ou que tem sonolência ao longo do dia, pode ser que o seu sono esteja sendo insuficiente. Assim, sugiro que durma uma hora a mais e observe o rendimento. Se você está dormindo oito horas, mas ainda assim demonstra esses sinais, talvez o seu sono esteja inadequado, e você precise melhorar a qualidade dele de alguma maneira. O problema do sono pode estar atrelado à quantidade de horas dormidas ou à qualidade do descanso, então precisamos, primeiro, encontrar o problema.

Provavelmente você já ouviu falar em higiene do sono. Esse termo refere-se ao conjunto de práticas que preparam o organismo para o momento de dormir. Existem várias técnicas, e cada pessoa se adapta melhor a uma ou a outra, mas o importante é encontrar uma que dê certo para você. Sugiro começar por ajustes simples na rotina, por exemplo, dormir e acordar todos os dias no mesmo horário. Deitar-se às 22 horas e acordar às 6 horas, por exemplo, completando as oito horas de sono. No começo pode ser um pouco difícil, sobretudo para quem está acostumado a se estender pelas madrugadas. E por que se deitar mais cedo? Todos nós temos um ciclo circadiano, o ritmo biológico em que o organismo realiza as suas funções durante o dia, e seu principal sensor é a luz. Portanto, se você se acostuma a dormir de madrugada e acordar já no meio do dia, está desequilibrando esse ciclo.

Vale também se afastar do celular, do computador e da televisão um pouco antes de ir para o descanso. A claridade da tela engana o seu cérebro fazendo-o acreditar que ainda é dia.

Assim, o organismo não entende que está na hora de dormir e se mantém ativo. Outra prática benéfica é se afastar de situações estressantes, como aquele problema do trabalho que tem para resolver, porque isso tende a elevar o nível do cortisol, hormônio ligado ao estresse e que diminui a qualidade do sono. E, por fim, evitar tomar bebidas estimulantes, como café ou qualquer composto com cafeína, perto do horário estabelecido para dormir. Esses são apenas alguns exemplos básicos, mas apagar todas as luzes, ler algumas páginas de um livro, ouvir uma música calma em um volume bem baixo também são boas estratégias. O importante é criar uma rotina para que o seu corpo entenda que o dia acabou e que agora você precisa dormir.

O sono é um comportamento e, como todo comportamento, precisa ser estimulado e treinado. Quando feito repetidas vezes, entra na sua rotina e passa a ser feito todos os dias, quase que em modo automático.

"Mas, Pedro, e quando eu já tentei todas as alternativas e não consigo ter resultado?" A resposta é simples: busque ajuda especializada o quanto antes.

Eu sou um exemplo disso. Acreditava que a produtividade estava relacionada a dormir tarde e acordar cedo. Para mim, era uma métrica de se orgulhar. Eu falava com orgulho que dormia quatro horas por noite. Doce ilusão.

Ao longo dos anos, percebi que poderia ter rendido muito mais se tivesse a mesma rotina que tenho hoje, em que acordo cedo e durmo, no mínimo, sete horas por noite. Também entendo os limites do meu corpo e sei que esse olhar adequado às necessidades é fundamentais para a alta performance. Mas não foi fácil mudar o que já estava acostumado. Em um primeiro momento, tive de buscar ajuda para dormir com medicações e fazendo uma higiene do sono de forma regular.

PLANEJE COMO SE ESTIVESSE SE PREPARANDO PARA UMA MARATONA.

@PEDROERNESTOMIRANDA

Aos poucos, fui desmamando dos remédios e reduzindo as doses. A ajuda que encontrei foi fundamental para a qualidade do meu sono e, consequentemente, da minha vida. Portanto, se as medidas aqui relatadas já fazem parte da sua vida e, mesmo assim, você está com dificuldade de dormir, procure ajuda urgente.

Não é nada vergonhoso. Não é porque você não é capaz. É pelo simples fato de que as pessoas são diferentes e, por isso, precisam de acompanhamentos e condutas que se adaptem a cada realidade. Procurar ajuda no momento certo mudou a minha vida.

A ATIVIDADE FÍSICA PRECISA FAZER PARTE DA ROTINA

Você já sabe o quanto fazer algum tipo de atividade física é importante para o seu corpo. Mas talvez você ainda não saiba que isso também beneficia o seu intelecto. Várias pesquisas mostram o quanto deixar o estudo ou o trabalho de lado por quarenta minutos ou uma hora são benéficos para o aumento da produtividade, foco, controle da ansiedade e melhoria do humor. Porém, cada vez mais pesquisadores comprovam outros benefícios da atividade física, como aumento da criatividade[24] e da retenção do conteúdo estudado, mesmo quando feita quatro horas depois do período de estudos.[25] Embora ainda não se tenha chegado a uma

---

24 ROMINGER, C. et al. Everyday Bodily Movement is Associated with Creativity Independently from Active Positive Affect: a Bayesian Mediation Analysis Approach. **Scientific Reports**, v. 10, artigo 11985, 2020. Disponível em: https://doi.org/10.1038/s41598-020-68632-9. Acesso em: 20 nov. 2022.

25 EELCO, V. et al. Physical Exercise Performed Four Hours after Learning Improves Memory Retention and Increases Hippocampal Pattern Similarity during Retrieval. **Current Biology**, v. 10, n. 30, 2016. Disponível em: https://doi.org/10.1016/j.cub.2016.04.071. Acesso em: 20 nov. 2022.

conclusão sobre o porquê de isso acontecer, a causa mais provável é que a maior produção de substâncias como dopamina e noradrenalina que acontece quando praticamos uma atividade física seja a responsável pela melhor consolidação do que você estudou.

Essas mesmas substâncias dão a sensação de bem-estar e melhoram o humor. Por isso, eu recomendo que em uma situação de estresse, seja no trabalho ou nos estudos, experimente parar tudo e caminhar por trinta minutos – sem o celular, ok? O simples fato de mexer o corpo e mudar o ambiente vai melhorar a circulação cerebral e dar uma sensação de bem-estar. É como se você desse um refresco para a sua memória!

Quando você faz essa caminhada para desestressar ou cumpre seu treino programado, ainda ganha um benefício pós-atividade, pois ficará mentalmente menos cansado e ansioso, e conseguirá render mais nos estudos. Isso porque a dopamina que é liberada durante a atividade física aumenta a nossa motivação para realizar as tarefas cotidianas. E esse efeito pode se prolongar por até uma semana![26] Assim, organize a sua agenda para colocar o treino físico entre períodos de estudo ou trabalho, três vezes por semana, se possível. Veja um exemplo: se você trabalha o dia todo e reserva o turno da noite para os estudos, o treino deve ficar entre esses dois períodos. Ou, se faz um período de estudos pela manhã, encaixe um treino antes de retornar para o período da tarde. Você sentirá que esse ajuste na rotina é como criar um novo fluxo na vida.

---

26 BASTIOLI, G. et al. Voluntary Exercise Boosts Striatal Dopamine Release: Evidence for the Necessary and Sufficient Role of BDNF. **Journal of Neuroscience**, v. 42, n. 23, p. 4725-4736, 2022. Disponível em: https://doi.org/10.1523/JNEUROSCI.2273-21.2022. Acesso em: 20 nov. 2022.

O IMPORTANTE É CRIAR UMA ROTINA PARA QUE O SEU CORPO ENTENDA QUE O DIA ACABOU E QUE AGORA VOCÊ PRECISA DORMIR.

@PEDROERNESTOMIRANDA

Um dos grandes erros que costumo ver nos alunos é achar que estão perdendo tempo de estudo nesses quarenta minutos ou uma hora de atividade física. Não! Na verdade, estão ganhando. Esses minutos de treino físico vão proporcionar constância e maior tempo de concentração nas horas de estudo. Vou explicar melhor: imagine que você trabalhou o dia todo (ou que já tenha estudado durante o dia), fez uma atividade física das 18 horas às 18h30, tomou um banho e voltou para o período de estudo noturno, das 19 às 22 horas. Com esse fluxo, você terá um nível de estresse menor e uma qualidade de aprendizado maior do que se não realizasse essa pausa do fim da tarde. Portanto, a chance de desistir é menor – olha aí a constância de que eu falei – e o período de retenção de atenção e de concentração serão mais prolongados, pois o seu cérebro está mais refrescado e relaxado. Agora, se a pessoa vai direto, ela pode até fazer as mesmas três horas de estudo, mas com um nível de estresse mais alto, o que impacta na retenção do aprendizado. A atividade física se traduz, portanto, em mais qualidade de estudo.

Outro erro comum é o aluno achar que precisa passar horas na academia. Lembre-se de que o seu foco está nos estudos, então por um tempo você deve abrir mão da busca por um corpo cheio de músculos ou uma barriga tanquinho, não dá para ter alto rendimento nos dois ao mesmo tempo. Passo a passo, cada coisa à sua vez, tijolo por tijolo. Agora é momento de se exercitar o bastante para manter a saúde e beneficiar a alta performance nos estudos. O alto rendimento no esporte pode ficar para depois da prova.

Para ter os benefícios cognitivos, você não precisa de muito. Um estudo realizado por pesquisadores da Universidade de Tsukuba, no Japão, e da Universidade da Califórnia, nos Estados Unidos, mostrou que a prática de um exercício de intensidade leve, como ioga e caminhada, por cerca de dez minutos já é suficiente para melhorar o processamento da memória e elevar a atividade no hipocampo[27] – justamente aquela área cerebral que recebe as informações e as codifica, em um primeiro momento, como MCP.

Portanto, seja por dez, trinta minutos ou uma hora, o importante é que você escolha uma atividade e a realize pelo menos três vezes por semana. Como eu já falei, <u>você não perderá tempo de estudo, ganhará performance de aprendizado</u>.

ALIMENTAÇÃO BALANCEADA

Certamente você se lembra de como era a rotina alimentar na sua infância. Tinha o horário do café da manhã, do almoço e do jantar, no mínimo. No intervalo dessas refeições, vez ou outra ainda aparecia um lanche da tarde. Apesar de não ter nada de extraordinário, alimentar-se dessa maneira é muito eficaz para um bom desempenho na aprendizagem.

O problema é que você cresceu e, agora, sem a família supervisionando seus hábitos de perto, passou a fazer os próprios horários e a adotar um cardápio bem diferente da comida caseira e equilibrada que era servida na sua casa. Frutas, verduras e legumes provavelmente não passam na sua frente faz tempo. Deixar de tomar o café da manhã e ir direto para o almoço passou a ser comum. Cheio de fome, você come o maior sanduíche da lanchonete, ainda pede batata frita e finaliza com um refrigerante. De preferência, o

---

[27] SUWABE, K. et al. Rapid Stimulation of Human Dentate Gyrus Function with Acute Mild Exercise. **Proceedings of the National Academy of Sciences of the United States of America**, v. 115, n. 41, p. 10487–10492, 2018. Disponível em: https://doi.org/10.1073/pnas.1805668115. Acesso em: 20 nov. 2022.

refil, pois poderá reabastecer e tomar mais de um copo. E o jantar? Ah, esse é feito já tarde da noite, quem sabe até de madrugada. Tudo errado!

Você deve estar pensando: *mas eu me alimentei bem, comi um lanche gigante, não fiquei com fome, então está tudo certo*. Pois eu tenho algo para lhe contar: comer bem não é só matar a sua fome imediata, é também fazer escolhas corretas de nutrientes. Além de alimentar seu corpo, as refeições exercem funções importantes no seu organismo.

Veja que, no cenário que eu descrevi, o café da manhã foi deletado da rotina. Esse é um erro cometido por cerca de 40% dos estudantes.[28] Depois de dormir, não é só o corpo que precisa de combustível, o seu cérebro também. Você passa o dia todo recebendo informações e, para transformá-las em conhecimento, seu cérebro precisa da energia que vem da glicose dos carboidratos. Assim, quando você toma um bom café da manhã, fornece a energia que seu cérebro precisa para trabalhar adequadamente ao longo do dia.

Outro erro nessa descrição que montei é o tipo de alimento consumido e a quantidade. De que adianta comer tudo o que não comeu no dia em uma única refeição? Ainda mais se for uma comida pesada, geralmente gordurosa. Dessa forma, na verdade você alcança um efeito contrário ao esperado: em vez de ganhar mais energia, ganha sonolência, cansaço e até desconforto abdominal. Isso porque, para fazer essa digestão, o corpo terá de trabalhar mais e

---

[28] IBGE, Coordenação de População e Indicadores Sociais. **Pesquisa nacional de saúde do escolar**: análise de indicadores comparáveis dos escolares do 9º ano do ensino fundamental - municípios das capitais: 2009/2019. Rio de Janeiro: IBGE, 2022. Disponível em: https://biblioteca.ibge.gov.br/index.php/biblioteca-catalogo?view=detalhes&id=2101955. Acesso em: 6 dez. 2022.

direcionará o fluxo sanguíneo para o estômago e o intestino, reduzindo a circulação no cérebro.[29] Como resultado, o corpo fica mais mole e sua concentração diminui.

Portanto, o correto é optar por alimentos mais leves, em porções moderadas, e investir nos vegetais, saladas, proteínas magras e frutas. Também é importante fazer as refeições de maneira regrada, buscando sempre definir um intervalo de horário fixo, exatamente como sua mãe exigia. As refeições feitas sempre no mesmo horário exercem uma função importante no ciclo circadiano, pois auxiliam no ajuste do nosso relógio biológico, e são uma ajuda danada para você organizar a sua rotina, inclusive, com a hora que vai dormir.

E mais: quando você está estudando, mesmo sentado, está gastando energia: só de colocar o cérebro para funcionar queima de calorias. Um estudo feito pelo Centro Nacional de Informação da Biotecnologia dos Estados Unidos mostrou que, embora o cérebro represente apenas 2% do peso corporal, ele demanda uma intensa atividade metabólica. Assim, pesquisadores estimam que uma hora de estudos promova uma perda calórica de, aproximadamente, 260 calorias.[30] Se você está queimando calorias, seu corpo necessitará repor tudo isso de alguma maneira, entende? Mais um motivo para você dar uma atenção especial à alimentação.

---

[29] TEODORO, M. Os alimentos do almoço que garantem energia e atenção no trabalho, segundo especialistas. **Istoé**, 23 set. 2022. Disponível em: https://www.istoedinheiro.com.br/o-que-comer-no-almoco-energia-trabalho/. Acesso em: 22 nov. 2022.

[30] MARTINS, G. Pensar queima calorias? **Superinteressante**, 30 set. 2019. Disponível em: https://super.abril.com.br/mundo-estranho/pensar-queima-calorias/. Acesso em: 18 nov. 2022.

Porém, é comum que, quando começam a estudar, as pessoas entrem na relação do "eu mereço". O pensamento geralmente é o seguinte: *eu estou estudando tanto, me esforçando tanto, que mereço comer um chocolate*. Mas o chocolate de hoje vira dois chocolates amanhã, depois um litro de refrigerante, dois litros, e assim vai. Ninguém quer se presentear com uma cesta de frutas ou um ovo mexido.

O oposto também existe. Já vi pessoas que se entregam tanto aos estudos que simplesmente se esquecem das principais refeições. O resultado também não é nada agradável: perda de peso, desânimo, falta de energia...

Entendeu como os extremos são prejudiciais? Alimentar-se bem não tem ligação com comer muito ou pouco, mas fazer escolhas saudáveis e manter, pelo menos, quatro refeições por dia na sua rotina.

Lembro-me muito bem de que, quando estava na residência e fazia plantões noturnos, tinha dias em que ficava 24 horas acordado. E o que eu fazia era o oposto do que ensinei aqui. Dormia mal – isso quando dormia –, não praticava exercícios físicos, e minha alimentação era desastrosa. Eu cheguei ao absurdo de tomar oito litros de refrigerante por dia. Ainda comia salgadinhos, sanduíches e outras besteiras. Eu buscava por recompensas todo o tempo. Pensava: *estou trabalhando muito, mereço tomar mais um pouco de refrigerante*. Mas isso não me trouxe benefícios. Pelo contrário, como contei lá no início, essa alimentação inadequada, somada às noites mal dormidas e à falta do hábito de fazer exercícios físicos me rendeu 70 quilos a mais. Isso atrapalhava minha produtividade, eu vivia com dores de cabeça e não conseguia reter todo o aprendizado que recebia. Acredite em mim: você não precisa passar pelo que eu passei.

Por isso, antes de começar o próximo capítulo, proponho um desafio. Organize as atividades da semana que vem pensando na sua rotina de sono, de atividade física e de alimentação, já definindo horários para cada uma. Coloque tudo no seu cronograma. Como você viu, cada um desses pilares estão ligados. Quando você consegue uni-los, dá o primeiro passo na busca pelo aprendizado em alta performance.

O ESFORÇO SUPERA O TALENTO.

@PEDROERNESTOMIRANDA

Capítulo 6

ESTRUTURA EMOCIONAL: SISTEMA DE DEFESA CONTRA PENSAMENTOS PERTURBADORES (SDPP)

Neste capítulo, você vai ver:

- A mentalidade para o aprendizado
- A proteção para os pensamentos negativos
- O seu quadro dos sonhos

Responda com sinceridade: você já se sentiu travar só de pensar que precisa estudar para uma prova? Ou teve um branco momentâneo assim que abriu o caderno de questões na hora da avaliação? Ambas as situações são comuns, mas não quer dizer que sejam normais. Não podemos normalizar o pânico, o desespero, a instabilidade emocional, e isso tem muito a ver com o seu sucesso nesse processo de aprendizagem. Quem consegue lidar melhor com suas questões interiores também consegue se sair melhor com a pressão das provas, e isso diminui a possibilidade do tal branco ou dessa sensação de paralisia.

Portanto, depois de cuidar da estrutura física, é hora de focar na segunda parte da mandala do aprendizado, a **estrutura emocional**. Porque o que afunda um barco não é a água do lado de fora, mas a que está dentro dele. Há muito se fala sobre a importância de lidar com as emoções e como isso afeta a vida de qualquer pessoa, mas faz pouco tempo que esse assunto é, de fato, levado a sério, principalmente quando relacionado aos estudos.

As emoções são tão importantes em um processo de alta performance que o astro Kobe Bryant, um dos maiores jogadores da NBA, a famosa liga de basquete estadunidense, criou uma metodologia própria – que virou até livro! – baseada justamente no poder do pensamento. Batizada de *Mamba mentality* [mentalidade Mamba] ela é focada na busca diária pela melhoria[31] e prega a ideia de que , quando se busca alcançar o topo na carreira e na vida, o processo é mais importante do que o resultado. A sua fé nessa mentalidade era tão forte que Bryant até criou uma personificação física baseada nessa metodologia. Em quadra, ele era o Black Mamba [Mamba negra]. Na época, Kobe passava por alguns problemas extracampo que influenciavam

---

[31] KOBE Bryant on the Mamba Mentality. **NBA** , 3 nov. 2017. Disponível em: https://www.youtube.com/watch?v=2EtHt6h_63o&t=21s. Acesso em: 23 nov. 2022.

seus resultados. Percebendo que não podia mudar rapidamente o que lhe afetava, decidiu criar um sistema de defesa que o blindava desses fatores externos em momentos de treinos e jogos, e ele voava dentro de quadra.

Kobe teve uma carreira extraordinária. Algumas de suas tantas conquistas foram cinco campeonatos da NBA e duas medalhas de ouro olímpicas. Entre os profissionais que jogaram com Bryant, há quem sustente que foi a sua força mental que o levou a tanto.[32]

Mas como conseguir chegar a esse nível de controle das emoções? Com o autoconhecimento. No momento em que a pessoa tem profundo conhecimento de si própria e do que sente, consegue controlar melhor suas emoções e até tirar proveito delas. Foi o que Kobe Bryant fez e o que proponho que você faça. Claro que não tenho pretensão de dar lições profundas de autoconhecimento (nem sou o profissional mais indicado para isso), entretanto, quero que entenda o que realmente funciona, na prática, sem enrolação, para desenvolver uma atitude mental que beneficie você nesta jornada.

Quantas vezes você já comprou um curso ou se matriculou em um cursinho com grande euforia, achando que daquela vez conseguiria passar na prova? Primeiro dia, ok. Segundo, ok. Uma semana depois, você fura um dia do cronograma de estudo. Aí fura o segundo, o terceiro, e começa a pensar que a prova é difícil demais, que mesmo estudando não vai conseguir passar e, de repente, um sentimento de catastrofização (aquele pensamento negativo em relação a uma situação) toma conta de você. E, pronto, mais uma vez desiste dos estudos.

Você reparou que em nenhum momento eu falei de metodologia, professor, quantidade de exercícios a serem feitos ou

---

[32] KOBE Bryant e o legado Mamba Mentality. **AprendeAí**. Disponível em: https://aprendeai.com/carreira/kobe-briant-e-o-legado-da-mamba-mentality/. Acesso em: 23 nov. 2022.

conteúdo para estudar? Sim, porque, na maioria das vezes, o que diferencia uma pessoa que segue em frente daquela que desiste é a mentalidade. Em um dos seus famosos artigos, os psicólogos David Yeager e Carol Dweck falam justamente sobre como os alunos que acreditam que as habilidades de estudo podem ser desenvolvidas tendem a ter melhor desempenho escolar e maior aprovação em concursos considerados desafiadores.[33] Ou seja, só o fato de acreditar que ele pode aprender já contribuiria para o seu aprendizado. E é disso que falamos neste capítulo: entender que a mentalidade é o pilar e o começo para a construção da sua performance.

Existem dois tipos de mentalidade. Uma eu chamo de mentalidade Gabriela. É aquela: "eu nasci assim, eu cresci assim e sou mesmo assim, vou ser sempre assim".[34] Essa é a pessoa que não se adapta a nada que acontece, não se adapta à rotina, ao cronograma, às mudanças. O segundo tipo é a de autoaperfeiçoamento. A pessoa com esse tipo de mentalidade entende que pode mudar as coisas externas, e até muda. Porém, ela sabe que o mais importante é se adaptar a essas transformações, entendendo que tudo pode ser aprimorado a partir da dedicação e do trabalho. É esse segundo tipo que você deve perseguir.

Eu sei que não é fácil se preparar para uma prova e que existirão muitos obstáculos pela frente. É o cronograma que você fura, são as festas com os amigos, é aquele simulado que fez e que não foi bem, a prova que faz e que não consegue passar... Sim,

---

[33] YEAGER, D. S.; DWECK, C. S. Mindset that Promote Resilience: When Students Believe that Personal Characteristics Can Be Developed. **Educational Psychologist**, v. 47, n. 4, p. 302-314, 2012. Disponível em: https://doi.org/10.1080/00461520.2012.722805. Acesso em: 23 nov. 2022.

[34] Inspirada na música "Modinha para Gabriela" (1975), de Dorival Caymmi, eternizada na voz de Gal Costa. (N.E.)

porque isso pode acontecer, e você precisará repetir o processo. Quando essas pedras aparecerem, o que você vai fazer? Agarrar-se a elas e nunca mais soltar ou entender que essas pedras só causaram um tropeço e que você pode levantar e evoluir?

Quem tem sistema de defesa contra pensamentos perturbadores (SDPP) vai entender que as pedras são parte do jogo e que ainda vai passar por muitas outras ao longo do processo; umas maiores, outras menores, umas reais e outras criadas pela sua mente, mas entenderá que elas nunca aparecem para afundá-lo, e sim para ajudar no processo de evolução. É esse SDPP (conceito que apresentamos no capítulo 2 e aprofundamos neste capítulo) que vai blindá-lo dos pensamentos ruins e fortalecê-lo para seguir em frente. Quando esse processo interno acontece, os problemas que aparecerem vão bater no SDPP e você sentirá o impacto, mas não será prejudicado, pois saberá como lidar com a situação. Essa é a diferença entre você apenas acreditar que pode vencer os problemas e realmente implementar um SDPP.

Para ficar mais fácil, vou dar um exemplo. Imagine que três pessoas estão andando na calçada quando ouvem um latido de cachorro. O sentimento que vem é o medo: *será que esse cachorro vai nos morder?* Essa primeira reação é inevitável, e todo mundo sente, o importante é saber como reagir quando a emoção aparece. A primeira pessoa só quis se proteger e saiu correndo pela rua, mas não viu o carro que estava passando e foi atropelada. Ela teve uma reação explosiva, não conseguiu resolver o problema e desenvolveu outro ainda maior. A segunda pessoa tinha um processo interno mais trabalhado, também correu, mas sabia que não podia atravessar a rua, então pulou um muro alto, caiu e adquiriu alguns hematomas e arranhões. Já a terceira pessoa, dotada de um SDPP, levou o susto, correu, mas olhou para trás e viu que o cachorro estava preso. Ou seja, o problema bateu, mas não a atingiu, pois ela estava protegida mentalmente e conseguiu racionalizar o problema. A reação de cada uma a partir daí mostra a diferença entre quem não tem um processo interno bem equilibrado, quem só acredita que pode se salvar do problema, mas não elabora uma solução, e quem implementa um SDPP e encontra meios de resolver o problema.

A grande dúvida que fica é: como criar esse SDPP?

O primeiro passo é entender os seus pensamentos. Existem inúmeros tipos de pensamentos descritos na literatura, com nomenclaturas e formatos diferentes. Mas para fins de aprendizado, quero que você aprenda os sete tipos que atrapalham os estudantes:[35, 36, 37, 38, 39]

---

[35] WETHERELL, J. L.; GATZ, M.; CRASKE, M. G. Treatment of generalized anxiety disorder in older adults. **Journal of consulting and clinical psychology**, V. 71, n. 1, p. 31-40, 2003. Disponível em: https://doi.org/10.1037/0022-006x.71.1.31. Acesso em: 3 mar. 2023.

[36] MOLNAR, D. S.; REKER, D. L.; BUSSERI, M. A. The role of automatic thoughts in the relationship between perfectionism and depression. **Journal of rational-emotive and cognitive-behavior therapy**, v. 34, n. 2, p. 87-103, 2016. Disponível em: https://doi.org/10.1007/s10942-015-0228-3. Acesso em: 3 mar. 2023.

[37] NEWMAN, M. G.; CASTONGUAY, L. G.; BORKOVEC, T. D.; MOLNAR, C. Cognitive-behavioral therapy for generalized anxiety disorder with and without co-occurring depression: A preliminary examination of outcome and impact of comorbidity on outcome. **Journal of anxiety disorders**, v. 16, n. 4, p. 377-397, 2002. Disponível em: https://doi.org/10.1016/s0887-6185(02)00138-4. Acesso em: 3 mar. 2023.

[38] HANKIN, B. L.; STONE, L.; WRIGHT, P. A. Corumination, interpersonal stress generation, and internalizing symptoms: Accumulating effects and transactional influences in a multiwave study of adolescents. **Development and psychopathology**, v. 22, n. 1, p. 217-235, 2010. Disponível em: https://doi.org/10.1017/s0954579409990358. Acesso em: 3 mar. 2023.

[39] COMO fazer o registro de pensamentos disfuncionais. **Clínica de Psicologia Nodari**. Disponível em: https://clinicadepsicologianodari.com.br/post/pensamentos-disfuncionais-18-tipos-de-pensamentos-que-estao-te-boicotando/. Acesso em: 3 mar. 2023.

- **Catastrofização**: isso acontece quando imaginamos o pior cenário possível em uma situação, exagerando seus efeitos negativos e subestimando nossa capacidade de lidar com ela. É pensar sempre no pior cenário. A pessoa acha que, por mais que se esforce, tudo vai dar errado.
- **Generalização**: ocorre quando assumimos que um evento negativo é uma prova de que algo é sempre verdade. Por exemplo, um único fracasso em uma prova pode nos levar a concluir que somos péssimos estudantes e incapazes. Outra exemplo: a pessoa faz uma prova, acerta 60% mesmo sem ter estudado todo o cronograma e já acha que não vai passar, porque não terá tempo de estudar o restante do planejado. Ela pega um resultado negativo e projeta em toda a sua preparação, criando uma mente instável e cheia de dúvidas que, na maioria das vezes, não são reais.
- **Personalização**: é a tendência de assumir a culpa ou a responsabilidade por eventos externos que não estão sob nosso controle. Por exemplo, podemos acreditar que um amigo não respondeu nossa mensagem porque fizemos algo errado, mesmo que existam outras razões para sua falta de resposta.
- **Pensamento dicotômico**: é uma tendência a ver as coisas como "tudo ou nada", "preto ou branco", sem meios termos. Isso pode nos levar a ver as situações como completamente positivas ou completamente negativas, sem nuances; aquele pensamento que oscila entre os extremos. No caso de um aluno, é o tipo que pensa: se passar na prova, está tudo ótimo e a vida é perfeita; se não passar, a vida acabou.
- **Raciocínio emocional**: ocorre quando permitimos que nossas emoções nublem nosso julgamento e pensamento racional. Isso pode nos levar a tomar decisões precipitadas ou acreditar em algo que não é verdade. É querer prever o

futuro; mesmo sem dados, a pessoa acha que algo não vai dar certo, que seu planejamento vai furar, que a prova será muito difícil. É também aquela pessoa que acha que sabe tudo sobre o que os outros pensam, inclusive a opinião sobre ela. E, claro, nunca é algo bom.
- **Pensamento excessivamente crítico**: quando somos excessivamente críticos de nós mesmos e dos outros, podemos cair em um ciclo de pensamento negativo, afetando nossa autoestima e nossos relacionamentos.
- **Desculpas excessivas**: é a tendência de assumir a responsabilidade por tudo que acontece ao nosso redor, mesmo que não tenhamos controle da situação.

Voltando ao nosso SDPP: quando surgir um problema, antes de sair correndo para atravessar a rua, identifique em que tipo de pensamento ele se encaixa. Fazendo isso, você consegue entender se é mesmo um problema ou algo distorcido pela sua mente para ser maior do que realmente é. Depois, vai criar cenários para resolvê-lo. *O que posso fazer para solucionar esse problema?* E é aqui que você se depara com algo nunca imaginado: a maioria dos fatores não depende de você. Sim, é isso mesmo. Só que os seus pensamentos são tão fortes e tão distorcidos que atrapalham a sua conclusão.

Quando você implementa um SDPP, rapidamente identifica o que depende de você e o que não. A partir daí, cria a solução para resolvê-lo. O cenário ruim é que a banca mudou. Depende de você voltar para a banca antiga? Não. Vai adiantar ficar sofrendo, achando que nada vai dar certo só porque a banca mudou? Não! Você não pode marcar uma reunião com a organização da prova para reclamar do *seu problema*, mas você pode reestruturar o seu cronograma para conseguir estudar mais ou menos, focando o que é mais importante e reorganizando os seus estudos. Esse é o cenário ideal. E outro dado: pense que o problema não está afetando apenas você, mas todos os concorrentes igualmente. É lidar com a emoção e jogar com a razão.

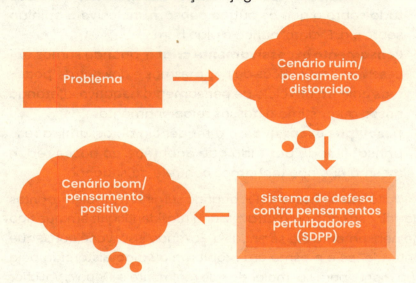

Não perca a chance de criar esse SDPP, a vida é cheia de desafios que precisam ser combatidos, mas não precisa ser doloroso. É menos Disneylândia do que você imagina, em que você é o príncipe ou a princesa e que nasceu para ser a pessoa especial responsável por mudar o mundo. Isso não existe. O talento natural sempre vai ser superado pelo esforço. Nascemos com uma coisa só, que é o livre-arbítrio, em que cada um toma as próprias decisões, e o que você faz ou escolhe fazer terá um impacto gigantesco na sua vida. É daí que precisa vir a sua motivação. E quero falar mais sobre isso.

A MOTIVAÇÃO É A SUA ALAVANCA

Se desmembrarmos a palavra *motivação* teremos *motiva + ação*. Pensando assim, *motivação* seria o motivo para a ação, o porquê de estar fazendo aquilo. Se você não entender o real motivo daquilo que está fazendo, se isso não é bem claro na sua vida, você não vê razão para continuar.

Lembra de quando eu falei que estudar não dá prazer? Porque estudar por estudar, sem meta, não gera motivação. Mas quando estuda para a prova X, você ganha um objetivo, sabe aonde quer chegar. Quando consegue cumprir um cronograma proposto ou alcança aquela média que queria, seu porquê se multiplica, e assim você ganha mais motivação.

A motivação não é só começar. Começar é o mais fácil. <u>A motivação está ligada a continuar</u>. E para continuar é preciso mais que vontade. Você precisa estar o tempo todo visualizando o quanto a sua aprovação vai influenciar a sua vida e qual é a mudança positiva que isso vai ocasionar. Funciona como uma flor, que você rega todos os dias para que ela cresça e floresça.

Uma das maneiras de manter essa motivação em alta todos os dias, ou seja, regar a sua flor, é visualizar o objetivo diariamente. Para isso, eu oriento que meus alunos façam o quadro dos sonhos. Sugiro que você faça o mesmo. Melhor ainda se for agora. Veja como:

- Em uma folha de papel, escreva o seu objetivo. Por exemplo: passar na residência em dermatologia da USP. Escreva com letras grandes, usando cores fortes, algo para chamar a atenção mesmo.
- Cole o logo ou brasão da instituição desejada, uma foto do campus. Algo que represente a essência daquele lugar.
- Digite o seu nome completo na lateral, como se fosse uma lista de convocados, e ao lado escreva "APROVADO".
- Realce o seu nome com uma caneta marca-texto.

- Coloque o quadro no ponto mais importante da sua mesa de estudos, cole na parede ou ao lado da cama. O importante é que seja um local que você consiga visualizar várias vezes ao dia.

Sempre que você olhar para ele, vai se sentir motivado, pois vai se lembrar do seu porquê.

"Pedro, eu sou supermotivado, mesmo assim não consigo resultado". Sim, eu sei que isso acontece. Porque a motivação sozinha não traz o resultado. Ela tem uma companheira inseparável que é a disciplina. A motivação é o seu *start*, mas é a disciplina que vai fazer que você continue a estudar. Há pessoas motivadas que não têm resultado, e há pessoas desmotivadas que têm resultados pelo simples fato de terem disciplina. Portanto, o que você precisa é motivação e disciplina. Só assim conseguirá estudar mesmo naquele dia em que tudo deu errado, naquele dia em que caiu uma bomba na sua cabeça, porque você sabe que tem um cronograma a seguir e não pode deixá-lo de lado. Mesmo nos piores dias, fazer só um pouco é fazer muito. O resultado não acontece nos dias bons, nesses todos estudam. O segredo é fazer o possível nos dias ruins. É aí que a mágica acontece.

Daí a importância de ter o quadro dos sonhos. Quando você precisar desse fôlego extra, quando precisar se motivar e manter a disciplina, olhe para o quadro. Ele será a inspiração de que você tanto precisa.

Estou dizendo que é um processo fácil? Claro que não. Há dias em que não estará motivado, em que mesmo olhando para o quadro dos sonhos você não sentirá vontade de começar ou continuar. Esse é o momento de o SDPP entrar em ação e equilibrar as suas emoções. Porque você vai cair algumas vezes – na verdade, várias vezes – e terá de voltar alguns conteúdos e estudá-los novamente, mas o que

VOCÊ PRECISA ESTAR O TEMPO TODO VISUALIZANDO O QUANTO A SUA APROVAÇÃO VAI INFLUENCIAR A SUA VIDA E QUAL É A MUDANÇA POSITIVA QUE ISSO VAI OCASIONAR.

@PEDROERNESTOMIRANDA

importa não é quantas vezes você vai cair, e sim a sua capacidade de levantar e seguir em frente. O ser humano não foi criado para ser sempre o mesmo. Ele foi criado para se aperfeiçoar, e é isso que vamos buscar!

Não acredite na ideia de que só pessoas com quociente de inteligência (QI) alto têm sucesso. O mais importante é um quociente emocional (QE) e um quociente de adaptação (QA) bem trabalhados. Eles são os pilares para que você enxergue os acontecimentos do dia a dia como oportunidades de aprendizado e de desenvolvimento pessoal e profissional.

No próximo capítulo, continuaremos falando das emoções e de como elas são importantes para a formação de hábitos. Siga comigo que ainda temos muito a conversar.

O RESULTADO NÃO ACONTECE NOS DIAS BONS; NESSES, TODOS ESTUDAM. O SEGREDO É FAZER O POSSÍVEL NOS DIAS RUINS. É AÍ QUE A MÁGICA ACONTECE.

@PEDROERNESTOMIRANDA

Capítulo 7

ESTRUTURA EMOCIONAL: A IMPORTÂNCIA DE CRIAR HÁBITOS

Neste capítulo, <u>você vai ver</u>:

- O conceito de ansiedade produtiva
- A ideia de capacidade progressiva
- As quatro etapas da criação de hábitos

Um grupo de cientistas da Universidade da Califórnia, em Berkeley, nos Estados Unidos, realizou um levantamento com quase mil pessoas para entender se existiam outros tipos de emoções além das tradicionais (felicidade, tristeza, raiva, surpresa, medo, nojo). Eles não só descobriram que existem, sim, vários outros tipos de emoções, como também chegaram a um expressivo número de variações: 27. Isso mesmo, o ser humano é capaz de ter 27 emoções diferentes, entre elas: admiração, tédio, surpresa, desejo sexual, romance, raiva, inveja, ansiedade e interesse.[40] Os pesquisadores também descobriram que todas essas emoções estão interconectadas, mas podem trazer sentimentos opostos. É por isso então que uma pessoa pode ter um sentimento de raiva, mas também de calma. Pode sentir excitação, mas também tristeza, e mais tantos outros exemplos. Há dois, porém, que me chamam a atenção: a ansiedade e o interesse.

Em um primeiro momento, parece que estou me referindo a uma emoção boa (o interesse) e outra ruim (a ansiedade). Porém, as coisas não são bem assim. Em um processo de aprendizagem, é mais do que óbvio que o interesse ocupa um lugar de destaque e, em contrapartida, a ansiedade pode atrapalhar tudo. É verdade? Em partes. Quando você usa o SDPP, pode fazer a ansiedade trabalhar a seu favor. Estamos falando da **ansiedade produtiva**.

ANSIEDADE PRODUTIVA

Todos os dias, recebemos uma carga gigante de informações. E ela não vem apenas do cronograma de estudos que

---

[40] ANWAR, Y. Emoji Fans Take Heart: Scientists Pinpoint 27 States of Emotion. **Berkeley News**, 6 set. 2017. Disponível em: https://news.berkeley.edu/2017/09/06/27-emotions/. Acesso em: 23 nov. 2022.

você planejou, mas de tudo o que está ao redor. São as redes sociais que não param de oferecer novos conteúdos para que você passe o maior tempo possível pulando de *post* em *post*, é o WhatsApp que a todo o momento apita avisando que chegou uma nova mensagem, é o YouTube que oferece cada vez mais vídeos do seu interesse... todos os outros aplicativos, sites de notícias e por aí vai. Essa obesidade mental, além de desviar o foco, na maioria das vezes, ainda leva a pessoa para o caminho da ansiedade. Considerada o mal do século pelo psiquiatra Augusto Cury, a ansiedade tem ganhado holofotes nos últimos tempos devido ao crescente número de casos. Só no primeiro ano da pandemia da covid-19, a Organização Mundial da Saúde (OMS) detectou que a prevalência global de ansiedade e depressão aumentou em 25%.

Receber esse excesso de informação obriga um cuidado especial para analisar o que realmente faz sentido para o seu momento, para o seu aprendizado e até uma reciclagem de falsas crenças que estejam aumentando demais seu depósito de informações. Cury lembra que "Einstein, Freud e tantos outros produtores de conhecimento tinham menos dados em sua memória do que a maioria de seus discípulos das gerações seguintes. Então como foram tão longe?"[41]

Esse questionamento deixa bem claro que não precisamos de tudo o que recebemos. É normal ser ansioso. Todo mundo sente ansiedade, mas há níveis controláveis. Quando passa dos limites e começa a atrapalhar a sua vida, é hora de procurar ajuda.

Agora vamos falar da ansiedade fisiológica, aquela que todo mundo tem, e que até é capaz de ajudar você a ir atrás dos seus objetivos. Essa é a ansiedade produtiva.

---

41 CURY, A. **Ansiedade**: como enfrentar o mal do século. São Paulo: Saraiva, 2014.

<u>A ansiedade produtiva é inerente a todas as pessoas que querem conquistar algo.</u> O pensamento, nesses casos, é: *meu dia está corrido e preciso estudar mais, preciso ter uma nota melhor, preciso fazer mais, preciso ganhar mais*. Essa pessoa sempre quer produzir mais, o que é um grande estímulo para conquistar qualquer coisa na vida. E o que proponho é que você use a seu favor. Coloque-a como um estímulo para conquistar seus objetivos. O seu pensamento sairá do *eu não vou conseguir o que quero* para *vou conseguir bater a meta do mês, porque quero ganhar mais* ou *vou passar na prova da residência, porque quero ser o melhor médico dessa especialidade na minha cidade* e *vou passar no vestibular da faculdade X, porque eu tenho que estudar na melhor instituição de ensino do país*.

É uma questão de força do pensamento, entende? Porém... tudo nesta vida precisa ser dosado, certo? E a força do pensamento também é importante. Enquanto você está conseguindo controlar a sua mentalidade – como Kobe Bryant fazia –, está ótimo. Nesse caso, a ansiedade produtiva é bem-vinda. Porém, há pessoas que atingem níveis muito altos nessa busca do *eu quero, eu preciso*. A ansiedade alta desatrelada de um resultado e de uma execução diária tende a virar uma questão de ansiedade patológica. Você tem o pensamento de querer mais e fica estimulado, só que a ansiedade alcança um grau tão alto que você não executa o que havia planejado. Assim, o resultado não vem e aumenta ainda mais a ansiedade. Olha a bola de neve que isso pode causar.

No cérebro, a ansiedade produtiva e a ansiedade patológica funcionam da seguinte maneira:[42]

---

[42] WANG, J.; HUI, C.; PRATT, M. G. Productive anxiety in the workplace: A review and synthesis. **Human Relations**, 2020.

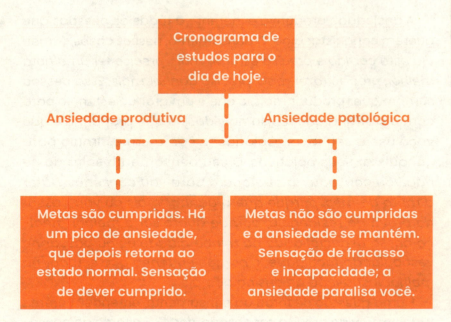

Como é possível ver no esquema, existe uma diferença entre as duas. A patológica paralisa a pessoa, e provoca um estado de inquietação interna constante, sem ação. A segunda, a produtiva, causa um estado de agitação, é um momento de euforia – você cumpriu o cronograma de estudos! Você recebeu uma notícia boa! – e depois cai. No dia seguinte, ela retorna, e assim por diante.

Então quer dizer que a agitação é positiva? Sim, mas para isso é preciso ter hábitos muito bem definidos em uma rotina que privilegie esses picos de euforia. Do contrário, ela vira ansiedade. Por exemplo: saiu o edital da prova, é normal que a pessoa fique agitada, mas meia hora depois ela tem de estar de volta ao seu cronograma de estudos. Se a pessoa não tem esse cronograma bem definido, vai esticar essa euforia, começar a pensar como vai ser a prova e isso estimulará um quadro de ansiedade que não a permite se concentrar nos estudos. Chega no fim do dia e ela não fez nada do planejado.

Também pode acontecer o contrário. A pessoa entra em um pico de euforia que acha que precisa estudar tudo de uma vez, ler tudo de uma vez, decide que precisa ficar doze horas por dia, sete dias por semana estudando. Mas, repito: quando a intensidade é alta, a frequência é baixa. O que isso significa? Significa que essa hipermotivação dificilmente vai ser repetida a longo prazo. A tendência é que a pessoa desista pouco depois, porque grandes momentos de esforços exigem momentos de conforto também. Além disso, ainda existe a questão da absorção do conteúdo. Não adianta tentar colocar tudo na cabeça de um dia para o outro, a informação ficará apenas na memória de curto prazo (MCP), e um ou dois meses depois desaparecerá. Isso só funciona se você for fazer uma prova da escola ou outra prova com pouco conteúdo, aí sim dá para virar duas noites estudando e o assunto está resolvido, mas não em uma prova para residência ou um vestibular, avaliações que exigem aprendizado de longo prazo.

A melhor maneira de sair desse ciclo de procrastinar e deixar tudo para a última hora ou estudar demais e depois desanimar é <u>criar um fluxo em que se estuda um pouco por dia, todos os dias</u>. Esse fluxo é chamado capacidade progressiva. Sem pausa, sem pressa. Esse deveria ser o mantra do estudante! Estabelecendo um cronograma em que se estuda aos poucos, cria-se uma constância. Comece devagar, evolua pouco a pouco, até conseguir estudar todo o conteúdo, cresça progressivamente.

É o mesmo que acontece quando você vai à academia. Ninguém começa usando a carga mais alta nos aparelhos. A pessoa começa com uma mais baixa, depois vai aumentado progressivamente até chegar na carga mais alta, assim, você se esforça um pouco por vez, cada vez mais. Porém, se deixa de ir e praticar, tem que retornar para a carga baixa e recomeçar o processo. Se você estuda tudo de uma vez e depois fica dias sem estudar, vai acontecer o mesmo. Se estuda um pouco por dia, esforçando-se cada vez mais e sem dias sem estudo, se aproximará do seu objetivo. A capacidade de aprimoramento existe quando desenvolvemos nossas habilidades e estamos constantemente transpassando esses limites.

O psicólogo Anders Ericsson, em *Direto ao ponto*, uma de suas obras mais conhecidas,[43] explica que as práticas mais efetivas da nossa vida acontecem porque usamos o poder da adaptabilidade do corpo humano e do cérebro para criar, pouco a pouco, habilidades para fazer coisas que antes não conseguiríamos. Quantas vezes na sua vida você se pegou fazendo algo que nunca imaginou?

Eu mesmo nunca tive o hábito de praticar exercícios físicos. Tanto que me tornei obeso mórbido quando me dediquei exclusivamente ao trabalho e aos estudos. Mas hoje, depois de estruturar o meu pensamento, mudar meus hábitos e me adaptar, me tornei o que nunca imaginei: aquele que consegue correr 10 quilômetros sem muito esforço e que tem "barriga tanquinho". Algo que era completamente impensável para o Pedro de antigamente. E foi assim em todos os aspectos da minha vida, nos estudos, no trabalho etc. Hoje sei que posso me tornar e fazer tudo aquilo que desejar.

Ao unir essa constância com SDPP (sistema de defesa contra pensamentos perturbadores), você consegue se blindar e evoluir ainda mais, pois entende que o seu concorrente não é a pessoa que está estudando ao seu lado e nem aquela que está há três anos fazendo cursinho, enquanto você só começou agora. O seu maior concorrente é você mesmo. É a sua procrastinação, sua preguiça, seu desejo somente por

---

[43] ERICSSON, A. **Direto ao ponto**: os segredos da nova ciência da expertise. São Paulo: Gutenberg, 2017.

recompensas e outros fatores. Vencer essa batalha depende muito mais de você e dos seus hábitos.

CONSTRUÇÃO DE HÁBITOS

Ao longo deste capítulo, conversamos sobre a ansiedade, falamos da ansiedade produtiva e da capacidade progressiva. E, a todo momento, falei sobre a importância dos hábitos. Hábitos são comportamentos repetidos muitas vezes até serem incorporados por nós de maneira automática. Por isso, algumas vezes você tem o hábito de fazer algo e nem sabe o porquê. Foi tudo no automático. É o nosso comportamento que está ditando o que vai ficar para "quase sempre" na nossa vida.

Existem várias teorias que explicam essa formação de novos hábitos, e a que mais faz sentido para mim divide essa construção em quatro etapas, denominadas estímulo, desejo, resposta e recompensa.[44] Funciona da seguinte maneira:

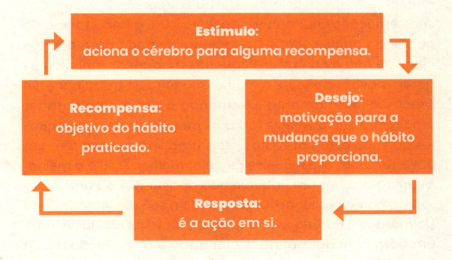

---

44 De acordo com James Clear, no livro *Hábitos atômicos*, Alta Life, 2019. (N.E.)

Esse sistema mostra que hábito não é só uma questão de planejamento, mas também de controle das emoções, principalmente as negativas, para que elas não criem hábitos tóxicos. Por exemplo: você pediu um material pela internet (estímulo) para estudar e ser aprovado em determinada prova (desejo) e ele não chegou. Abalado, você paralisa e para de estudar (resposta), afinal de contas, o material não chegou e a culpa não é sua (recompensa). Se toda vez que surgir uma emoção negativa você paralisar ou arrumar uma desculpa que justifique a sua ação, o seu hábito será sempre o mesmo – o de arrumar uma desculpa –, o que cria um ciclo ruim. Se pediu o material e ele não chegou, você pode mudar o seu cronograma e estudar outro conteúdo enquanto espera a entrega. Ao fim do processo, terá feito todo o planejamento, apenas realizou em ordem diferente.

Repare que o desejo e a motivação foram os mesmos, porém, a ação e a recompensa foram completamente diferentes. Portanto, definimos aqui que depende de você e das suas emoções criar hábitos positivos. Daí a importância de cuidar do que se sente. É o racional levando para o emocional, e não o contrário. Pequenas mudanças emocionais geram novos hábitos, e a melhor maneira de trabalhar esse processo internamente é treinando a sua mente para ter uma rotina que privilegie todos os momentos, mesmo aqueles que não estão previstos. <u>Mais uma vez, se você tem um SDPP, também consegue se planejar melhor.</u> Essa é a melhor maneira de criar um hábito e não desistir de estudar.

Mas como começar? Organizando o seu dia. Acorde cedo (já marque o horário no dia anterior), abra as janelas e tome um bom café da manhã. A claridade e a repetição dessa rotina ajudarão o seu relógio biológico a entender que seu dia está começando. Reveja a programação de tudo o que você tem a fazer – leitura de textos, exercícios a serem feitos, revisões – e a cada tarefa concluída, risque-a da lista. Ao fim do dia, revise tudo o que fez. Se algo não deu certo ou você não conseguiu cumprir o planejado, já coloque as tarefas pendentes como prioridade do dia seguinte.

Repita esse ritual todos os dias. James Clear, em *Hábitos atômicos*, diz que

> hábitos são os juros compostos do autoaperfeiçoamento. Da mesma forma que o dinheiro se multiplica com juros compostos, os efeitos de seus hábitos se multiplicam à medida que você os repete. Eles parecem fazer pouca diferença em um dia isoladamente, mas ainda assim o impacto que provocam ao longo dos meses e anos pode ser enorme.[45]

No começo, fazer coisas como levantar todos os dias no mesmo horário e abrir as janelas pode parecer pouco, mas você notará que, ao longo do tempo, isso lhe trará segurança quando imprevistos acontecerem, porque conseguirá se reorganizar e seguir em frente. E mais: você entenderá o peso de decisões erradas. Se procrastinou um dia (ainda falaremos mais sobre esse assunto), entende que terá trabalho duplo no dia seguinte para reequilibrar. Se algo deu errado e a sua vontade é parar de estudar e passar o dia remoendo o assunto, entende que isso atrapalhará a sua busca pela alta performance. Então, a resposta é conseguir encontrar outra maneira de continuar estudando.

Mas como tornar o hábito de estudar atraente? Simplesmente comece. Os primeiros passos são realmente mais difíceis, mas hábitos são formados por frequência, então quanto

---

[45] CLEAR, J. **Hábitos atômicos**: um método fácil e comprovado de criar bons hábitos e se livrar dos maus. Rio de Janeiro: Alta Books, 2019. p. 16.

mais vezes forem repetidos, mais consolidados ficarão. Além disso, pense no seu quadro dos sonhos. Ele é o caminho para conquistar o seu objetivo.[46, 47, 48, 49, 50, 51, 52]

Tão importante quanto dar o primeiro passo é <u>enxergar o que acontece na sua vida pelo lado positivo</u>. Tudo tem duas perspectivas, é o lance do copo meio cheio ou meio vazio, sabe? Puxe suas emoções para o positivo e isso vai mudar

---

[46] LALLY, P.; VAN JAARSVELD, C. H. M.; POTTS, H. W. W.; WARDLE, J. How are habits formed: Modelling habit formation in the real world. **European Journal of Social Psychology**, v. 40, n. 6, p. 998-1009, 2010. Disponível em: https://doi.org/10.1002/ejsp.674. Acesso em: 3 mar. 2023.

[47] GARDNER, B. A review and analysis of the use of 'habit' in understanding, predicting and influencing health-related behaviour. **Health Psychology Review**, v. 9, n. 3, p. 277-295, 2015. Disponível em: https://doi.org/10.1080/17437199.2013.876238. Acesso em: 3 mar. 2023.

[48] WOOD, W.; QUINN, J. M.; KASHY, D. A. Habits in everyday life: Thought, emotion, and action. **Journal of Personality and Social Psychology**, v. 83, n. 6, p. 1281-1297, 2002. Disponível em: https://doi.org/10.1037/0022-3514.83.6.1281. Acesso em: 3 mar. 2023.

[49] LALLY, P.; WARDLE; J.; GARDNER, B. Experiences of habit formation: A qualitative study. **Psychology, Health & Medicine**, v. 16, n. 4, p. 484-489, 2011. Disponível em: https://doi.org/10.1080/13548506.2011.555774. Acesso em: 3 mar. 2023.

[50] SAILER, M.; HENSE, J. U.; MAYR, S. K.; MANDL, H. How to enhance adolescents' engagement in self-regulated learning: The impact of feedback as a motivational cue. **Journal of Educational Psychology**, v. 109, n. 8, p. 1116-1130, 2017.

[51] JONES, B. J.; GARDNER, B. A comparison of habit-based and health belief models in predicting dental attendance in orthodontic patients. **British Journal of Health Psychology**, v. 21, n. 2, p. 337-356, 2016.

[52] WANG, Y.; FANG, Y.; HUANG, C.; CHEN, H. The role of habit formation in online learning engagement: An empirical study. **Computers & Education**, v. 146, artigo 103753, 2020.

SEM PAUSA, SEM PRESSA. ESSE DEVERIA SER O MANTRA DO ESTUDANTE!

@PEDROERNESTOMIRANDA

a sua vida. Todas as vezes que você estiver diante de um estímulo e um desejo, procure pela resposta positiva e a recompensa será a criação de um bom hábito. O cérebro se alimenta de recompensa, portanto, dê a ele as recompensas que farão a diferença no seu futuro e não o que é mais confortável naquele momento.

Como você viu, não há como desvincular as diversas emoções da criação de hábitos, inclusive os relacionados à ansiedade, que agora você sabe que pode estar a seu favor. Mas não se esqueça de que emoções são sentimentos, e os sentimentos nunca podem ser controlados, somente regulados. Você não pode impedir um sentimento de vir na sua vida, ele vai acontecer. Mas você pode controlar a maneira como essa emoção traz resultado para você.

Nos próximos capítulos, discutiremos outro hábito que atrapalha muitos estudantes, a procrastinação. Você verá como o ciclo de estímulo-desejo-resposta-recompensa será importante para combatê-la.

Capítulo 8

ESTRUTURA EMOCIONAL: MUDE O SEU COMPORTAMENTO

Neste capítulo, <u>você vai ver</u>:

- Tipos de procrastinação
- Como vencer a procrastinação
- O quociente emocional

Ricardo acordou, abriu as janelas, tomou café da manhã e está pronto para começar sua rotina de estudos. Mas antes de começar a estudar, ele se lembrou de que não viu o seu site de notícias preferido e resolveu dar uma geral lá primeiro. Até aí, nenhum problema, isso o ajudará em seu processo de alta performance. Mas, aproveitando que já está no computador, resolve dar uma olhada no YouTube e assistir a um vídeo do seu canal favorito. Afinal, só tem quinze minutos de duração e isso não fará diferença no seu planejamento. Terminando, ele vê que tem outro a que ainda não assistiu. *Ah, só mais um, né?* E lá se vão trinta minutos de vídeos. Agora, sim, Ricardo vai estudar. Abre o caderno e a apostila, e se lembra do aniversário de um amigo que acontecerá no fim de semana e que ainda não sabe o que comprar de presente, melhor fazer uma pesquisa na internet para ter algumas ideias. *Ah, é rapidinho, isso não vai me atrapalhar.* Quando Ricardo se dá conta, a manhã já passou e ele ainda nem começou a estudar. *Melhor almoçar e depois coloco o meu planejamento em ordem.*

Responda com muita sinceridade: qual a chance de Ricardo conseguir cumprir o cronograma no período da tarde?

Você pode até me achar pessimista, mas avalio que é muito pouco provável que ele consiga se recompor e começar a estudar depois de todos os acontecimentos da manhã. Primeiro porque o conteúdo ficou acumulado e, mesmo que corra muito, não há como fazer em um período o que estava previsto para o dia inteiro. Segundo porque as chances dessa pessoa já ter decidido continuar em sua zona de conforto até o fim do dia são enormes. O pensamento *hoje já não dá mais tempo, volto amanhã* vai ser imperativo em sua cabeça, já que começou o dia furando o cronograma.

O Ricardo não existe, é um personagem que eu inventei, mas o comportamento dele é típico de um aluno procrastinador. Sem foco, deixa tudo para depois, adia o que precisa ser feito mesmo sabendo que a tarefa deixada de lado é importante e que vai precisar ser feita de qualquer jeito.[53]

Antes de continuar, preciso alertar que todos nós procrastinamos, que todos nós adiamos alguma coisa. Pode ser um exercício ou o telefonema para aquele amigo. Se todos nós procrastinamos, o que diferencia os que conseguem ter resultados dos demais são a consciência e a atitude. O procrastinador nato já incorporou o "deixar para depois" e baseia a vida priorizando aquilo que tem interesse em fazer. É um típico exemplo de hábito tóxico que falamos no capítulo anterior. A pessoa repete esse comportamento tantas vezes que o cérebro entende como recompensa e se habitua a ele. E mais: a pessoa tem consciência de que aquilo é procrastinação, mas não toma nenhuma atitude e torna-se prática patológica para os seus resultados.

A procrastinação afeta a todos, mas seus efeitos são vistos, principalmente, nas pessoas que precisam estudar em algum momento. Ou seja, provavelmente atinge você, que está lendo este livro. A situação é tão séria que o psicólogo canadense Timothy Pychyl aponta que esse é o problema mais grave da educação na atualidade.[54] Professor do Departamento de Psicologia da Universidade de Carleton, no Canadá, ele estuda o

---

[53] PROCRASTINAÇÃO é apontada em pesquisas como principal mal entre estudantes. **UFJF Notícias**, 27 abr. 2017. Disponível em: https://www2.ufjf.br/noticias/2017/04/27/procrastinacao-e-apontada-como-principal-mal-entre-estudantes/. Acesso em: 25 nov. 2022.

[54] PICKLES, M. Como vencer a procrastinação, um dos problemas mais graves para estudantes. **BBC News Brasil**, 24 jan. 2017. Disponível em: https://www.bbc.com/portuguese/geral-38726958. Acesso em: 25 nov. 2022.

assunto há 25 anos e até escreveu o livro *Solving the Procrastination Puzzle* [Resolvendo o problema da procrastinação - ainda sem tradução para o português], em que aponta que 20% da população tem o hábito de procrastinar, e que isso afeta a saúde mental e física e aumenta os índices de abandono escolar.

Para ele, a procrastinação é um atraso voluntário desnecessário e está ligada à incapacidade de controlar emoções e impulsos.[55] O procrastinador acredita que vai se sentir melhor ao adiar suas tarefas, porém, o que ele sente é culpa, porque no fim não fica feliz quando atrasa entregas ou não cumpre um cronograma. No momento que está deixando as coisas de lado e se entregando a algo mais prazeroso, ele se sente altamente recompensado, por isso repete o mesmo comportamento no dia seguinte,[56] mas todos nós sabemos que, a longo prazo, os resultados são catastróficos.

E como evitar a procrastinação? Há como combatê-la? Para responder a essas perguntas, temos que recorrer ao que aprendemos sobre a criação de hábitos no capítulo anterior. Lembra que um hábito é composto por quatro etapas? Você só procrastina porque, ao percorrer o ciclo estímulo--desejo-resposta-recompensa, permite que a sensação de deixar para depois sirva como uma recompensa imediata e não pensa na consequência posterior à ação. Reconhecer esses momentos é o primeiro ponto de mudança.[57]

---

[55] PYCHYL, T. **Solving the Procrastination Puzzle**: A Concise Guide to Strategies for Change. Nova York: Tarcher Publisher, 2013.

[56] COPPELLA, L. Procrastination Problem? Tim Pychyl Knows Why. **Carleton Newsroom**, 23 jan. 2020. Disponível em: https://newsroom.carleton.ca/story/procrastination-problem-tim-pychyl/. Acesso em: 25 nov. 2022.

[57] STEEL, P. The nature of procrastination: A meta-analytic and theoretical review of quintessential self-regulatory failure. **Psychological Bulletin**, v. 133, n. 1, p. 65-94, 2007. Disponível em: https://doi.org/10.1037/0033-2909.133.1.65. Acesso em: 3 mar. 2023.

Além disso, é preciso entender que tipo de procrastinador você é. A Universidade de Indiana, nos Estados Unidos, classifica seis tipos de procrastinadores,[58, 59, 60] e a eles eu acrescentei mais dois (desorganizado e caçador de recompensas), que observei ao acompanhar o processo de estudo dos meus alunos. Quando você identifica o seu tipo, consegue entender o porquê da procrastinação e ainda pode criar estratégias para combatê-la. Cada perfil tem seus desafios e suas estratégias, então é importante diferenciá-los:

---

58 PUGLE, M. How to Stop Procrastinating. **Verywell Health**, 16 set. 2022. Disponível em: https://www.verywellhealth.com/procrastination-causes-types-and-how-to-overcome-5322734. Acesso em: 26 nov. 2022.

59 ROSARIO, P.; COSTA, M.; NÚÑEZ, J. C.; GONZÁLEZ-PIENDA, J.; SOLANO, P. Academic procrastination: Associations with personal, school, and family variables. **The Spanish Journal of Psychology**, v. 12, n. 1, p. 118-127, 2009. Disponível em: https://doi.org/10.1017/S1138741600001530. Acesso em: 3 mar. 2023.

60 SIROIS, F. M., MELIA-GORDON, M. L., & PYCHYL, T. A. "I'll do it later": Type of procrastination predicts academic course performance differently depending on course grade. **Learning and Individual Differences**, v. 88, artigo 101996, 2021.

Tipo de procrastinador	Características	Como combater
Perfeccionista	Espera que tudo saia perfeito e, se alguma coisa mínima foge ao controle, deixa tudo de lado para reiniciar no dia seguinte, na próxima semana, no mês ou ano que vem… Só que acaba não fazendo nada. O planejamento é perfeito, porém a execução é catastrófica.	• Busque o ideal, e não o perfeito – "melhor feito do que perfeito", como dizem por aí! • Evite a todo custo cultivar o pensamento de *ou tudo ou nada*. • Tenha uma lista de tarefas diárias prática e curta.
Sonhador	Tende a achar que é um ser especial e que o destino será o responsável pelo seu sucesso. Esse tipo procrastina porque acredita que não precisa se preocupar com o trabalho árduo, as coisas vão acontecer de alguma forma.	• Diferencie sonhos de objetivos. • Crie uma lista com seus objetivos reais, especificando cada etapa que precisará executar e definindo quando será executada. • Tenha seus KPIs[61] muito bem detalhados.

(continua)

---

61 Calma, vamos falar sobre isso no capítulo 10.

(continuação)

Tipo de procrastinador	Características	Como combater
Preocupado	Não confia nas próprias habilidades e capacidades, tem medo de mudanças. Como resiste a assumir riscos, evita iniciar os estudos ou espera por um atalho para seguir em frente. É o tipo de pessoa que compra todos os cursos "milagrosos", principalmente aqueles que garantem resultados extraordinários em pouco tempo.	● Entenda que não tomar nenhuma decisão já é uma escolha. ● Comprometa-se a também fazer tarefas com as quais não se sinta à vontade, mas que são necessárias. ● Todos os dias, faça pelo menos uma coisa que você está adiando. ● Divida projetos grandes em tarefas menores a serem cumpridas todos os dias.
Desafiador	Tende a seguir a vida como os outros esperam ou exigem que faça, não como ele próprio quer. Usa a procrastinação para desafiar essa autoridade alheia ou as orientações de superiores. Por disso, geralmente é uma pessoa pessimista e não tem motivação para fazer o que lhe foi proposto.	● Encare as solicitações como demandas, e não como tarefas. ● Aprenda a trabalhar em equipe. ● Esforce-se para agir e não para reagir.

(continua)

(continuação)

Tipo de procrastinador	Características	Como combater
Criador de crises	Vive no limite e tende a dramatizar situações. Pode criar – intencionalmente ou não – caos para, no último minuto, ter uma desculpa e não cumprir o cronograma proposto.	• Diante de uma tarefa, concentre-se nos possíveis resultados positivos, e não no que pode dar errado. • Evite as cenas e dramas, foque na realização. • Assuma responsabilidade real com o cronograma.
Exagerado	Com baixa autoestima, tende a assumir uma quantidade maior de responsabilidades do que pode suportar só para evitar dizer "não" às pessoas. Com tantas tarefas, acaba se distraindo e se perdendo entre as prioridades.	• Não espere a aprovação dos outros para fazer as suas tarefas. • Aprenda que falar "não" é importante para a sua produtividade. • Crie uma lista diária de tarefas, com prazos reais de entrega. • Evite o planejamento perfeito.[62]

(continua)

---

[62] Falaremos sobre isso no capítulo 10.

(continuação)

Tipo de procrastinador	Características	Como combater
Desorganizado	É o tipo que nem começa a estudar, pois não consegue criar um planejamento próprio. Fica horas e horas pensando em como vai fazer, e nem sequer consegue chegar a uma conclusão prática.	• Crie KPIs bem detalhados. • Organize seu planejamento antes de começar a estudar.[63]
Caçador de recompensas	Só quer saber do prazer, do que é mais fácil. Até tem atitude em começar a tarefa, mas quando percebe que aquilo não é imediatamente prazeroso, não consegue se concentrar por longos períodos nem aumentar a produtividade, pois fica só esperando os minutos de descanso. Apesar de conseguir cumprir as tarefas estipuladas, ele procrastina durante todo o processo, o seu pensamento está em outras atividades e, no final, não aprendeu absolutamente nada com qualidade.	• Faça períodos de estudos mais curtos, criando pequenos intervalos de recompensa. Por exemplo: planeje ciclos de estudo de quarenta minutos com dez minutos de descanso.

---

63 Assunto que iremos abordar no capítulo 12.

Desenvolver autoconhecimento para reconhecer o seu tipo de procrastinação é fundamental para controlar emoções e criar hábitos positivos para procrastinar cada vez menos. Criar uma rotina de estudos, estipular um cronograma a seguir, ter um ambiente que favorece sua produtividade e concentração e planejar momentos de descanso também serão importantes nesse processo. Lembre-se que seu organismo está sempre querendo guardar energia, então se o cérebro sabe que não haverá folga, ele tende a procrastinar mais para compensar. Por outro lado, se o cérebro sabe que você vai estudar uma hora sem parar, mas terá dez minutos de descanso no fim desse período, ele tende a procrastinar menos, pois sabe que haverá tempo suficiente para que seu organismo se recupere antes de mais uma bateria de estudos.

E se você precisar de um *start* (como quando está sentado no sofá e sabe que precisa começar a estudar, mas não consegue se mexer de jeito nenhum), use a tática dos três segundos. Quem tem filho pequeno certamente já usou essa estratégia para fazê-lo obedecer às suas ordens. Conte um, dois, três (com bastante ênfase), respire fundo e vá. Para mim, sempre dá certo!

E, a todo momento, lembre-se da razão pela qual a tarefa está sendo executada. O seu eu futuro precisa desse foco agora. Porque o mais difícil não é começar, mas sim manter o pico de euforia do início quando se deparar com barreiras e ver que o mundo não é tão fácil como imaginava, e é aí que acontece uma recaída. Aparecem a ansiedade, a procrastinação e tantos outros motivos para atrapalhar a sua jornada. Até conseguir ressignificar isso, você precisa mudar o seu comportamento, já que ele está diretamente atrelado ao seu resultado.

Vamos falar agora dos tipos de comportamento que influem nos estudos?

Existem inúmeros tipos de comportamentos humanos descritos, mas quero frisar aqui três que correspondem à quase totalidade dos alunos que não conseguem ter resultados:[64, 65]

Vitimista
É a pessoa que sempre terceiriza a culpa. Se não conseguiu estudar, a culpa é do barulho que tinha na casa, da caneta que parou de funcionar, do horário do cursinho e assim por diante. Como sempre transmite a culpa, nunca tem remorso. Nem mesmo depois que reprova essa pessoa assume a responsabilidade dos seus atos, e assim continua achando que não teve culpa pelo resultado ruim na prova.

Acomodado
É o aluno que estuda um pouco e já acha que é o suficiente. Sabe que só aquilo não traz o resultado que ele deseja, mas justifica a todos que está estudando. Quando chega ao fim do período e não passa na prova, não entende que o resultado se deu porque ele se acomodou quando deveria ter se dedicado mais.

Conformado
É uma mistura do vitimista com o acomodado. É aquela pessoa que já colocou na cabeça que não consegue estudar e desistiu de tentar. É aquele que verbaliza: "estudar não é para mim".

---

64 DWECK, C. S. From needs to goals and representations: Foundations for a unified theory of motivation, personality, and development. **Psychological Review**, v. 124, n. 6, p. 689-719, 2017. Disponível em: https://doi.org/10.1037/rev0000082. Acesso em: 3 mar. 2023.

65 SEIBERT, S. E.; CRANT, J. M.; KRAIMER, M. L. Proactive personality and career success. **Journal of Applied Psychology**, v. 84, n. 3, p. 416-427, 1999. Disponível em: https://doi.org/10.1037/0021-9010.84.3.416. Acesso em: 3 mar. 2023.

UM EMOCIONAL BEM TRABALHADO VAI AJUDAR A MOLDAR ESSE COMPORTAMENTO, A EVITAR A PROCRASTINAÇÃO E A MANTER O FOCO.

@PEDROERNESTOMIRANDA

Assim como acontece na procrastinação, cada um desses comportamentos exige estratégias diferentes para resolvê-los, mas o principal é entender qual o seu tipo e controlar os pensamentos negativos. Já falamos de inúmeras estratégias que devem ser moldadas ao seu comportamento. E se você chegou aqui já sabe que estabelecer uma rotina, mudar seus hábitos e se autoconhecer é a chave para moldar o comportamento e alcançar os resultados que tanto almeja.

Mas tem algo de que ainda não falamos e que é fundamental nessa jornada, que é o foco. Essa é uma das habilidades mais importantes que uma pessoa precisa ter hoje em dia, porque no mundo hiperconectado em que vivemos é muito fácil se distrair e deixar o que estava fazendo de lado. Aliás, a dinâmica atual é um prato cheio para a procrastinação.

Pense em como um estudante que pretendia entrar em uma faculdade de Medicina ou em uma residência estudava em 1990. Ele ia para o cursinho, via as aulas, fazia exercícios e depois ia para a casa com o livro embaixo do braço revisar tudo o que aprendeu. Acabou, era apenas isso. Fora o telefone fixo da casa que poderia tocar vez ou outra, não havia tantos motivos para perder o foco. Hoje, tudo mudou.

Portanto, o seu comportamento dita as regras desse jogo. Um emocional bem trabalhado vai ajudar a moldar esse comportamento, a evitar a procrastinação e a manter o foco.

Você deve estar perguntando: "mas como fazer isso, Pedro?". Eu respondo: trabalhando o seu quociente emocional (QE). No capítulo 6, falamos que o importante é um QE bem elaborado. Acho importante retomar esse assunto aqui. O QE é a sua reação frente aos problemas e emoções que vêm do mundo externo e dos quais você tem pouco controle. A capacidade de superar momentos difíceis e aprender com eles é essencial no desenvolvimento de uma performance autossustentável. <u>Evoluir envolve errar e encarar o erro como um aprendizado.</u>

Muito se fala sobre o quociente de inteligência (QI) e de como as pessoas com esse índice fora do padrão podem se dar bem na vida. Mas o autor Daniel Goleman, no livro *Inteligência emocional*, quebra essa ideia.[66] E é isso que vemos na prática ao acompanhar de perto diversos tipos de estudantes. Para Goleman, o QI contribui apenas com 20% do sucesso na vida, o que deixa os 80% restantes por conta de outras variáveis, entre elas a inteligência emocional, a classe social e até mesmo a sorte.

O QI não define o seu sucesso. Ele é só mais uma ferramenta de avaliação. O que vai fazer diferença é saber trabalhar o seu QE e a sua força de vontade. E por que isso?[67, 68] Porque, de alguma maneira, a mente humana é capaz de viver no passado, no presente e no futuro. Você pode estar agora lendo este livro, mas tenho certeza de que em algum momento parou um pouco para pensar em algo que já fez ou para tentar elaborar melhor o que ainda fará. Fazer esse passeio e voltar para o presente é normal. O que não dá é para passar o dia pensando no passado e no futuro e esquecer de agir no presente.

Os grandes problemas e as suas dificuldades acontecem no presente, assim como a sua evolução. O grande segredo do QE é educar a sua mentalidade para estar alinhada com

---

[66] GOLEMAN, D. **Inteligência emocional**: a teoria revolucionária que redefine o que é ser inteligente. Rio de Janeiro: Objetiva, 1996.

[67] STERNBERG, R. J. **Beyond IQ: A triarchic theory of human intelligence**. Cambridge: Cambridge University Press, 1985.

[68] TZINER, A.; BEN-DAVID, H. A. Emotional intelligence, adaptability, and job performance. **Journal of Career Assessment**, v. 23, n. 2, p. 233-247, 2015.

a realidade, evitando as mágoas do passado e a ansiedade do futuro.

<u>O aprendizado precisa de atenção e, por isso, não dá para viver saudoso ou preocupado com o porvir.</u> O que você precisa é estudar e continuar seguindo o seu planejamento. Até porque mais de 91% das nossas preocupações não se materializam.[69] Portanto, guarde a sua energia para o que realmente importa: seu desenvolvimento.

Seu QE precisa estar 5% no passado, para aprender com os erros, 5% no futuro, fazendo planos, e 90% no presente. É a sua hora de descer para o *play* e fazer acontecer. Não desperdice esta chance!

---

[69] LAFRENIERE, L.; NEWMAN, M. Exposing Worry's Deceit: Percentage of Untrue Worries in Generalized Anxiety Disorder Treatment. **Behavior Therapy**, v. 51, n. 3, 2020, p. 413-423. Disponível em: https://doi.org/10.1016/j.beth.2019.07.003. Acesso em: 26 nov. 2022.

Capítulo 9

ESTRUTURA EMOCIONAL: USANDO O AMBIENTE A SEU FAVOR

Neste capítulo, <u>você vai ver</u>:

- A influência do ambiente
- A influência das pessoas
- Como usar o meio externo a seu favor

Entre o fim do século XIX e o começo do século XX, o psicólogo social e sociólogo francês Émile Durkheim (1858-1917) cunhou um termo que é estudado até os dias atuais. Ele chamou de "fato social" a forma de agir, pensar e sentir de maneira coletiva que exerce força sobre o indivíduo, influenciando-o e fazendo que ele se adapte às regras impostas pela sociedade. Segundo Durkheim, o que as pessoas sentem, pensam e fazem independe de suas vontades individuais, os comportamentos são estabelecidos pela sociedade.[70]

De maneira prática, o que Durkheim argumenta é que, desde que nascemos, baseamos o nosso comportamento na ação dos outros. Primeiro os nossos pais e depois as demais pessoas que fazem parte do nosso cotidiano: irmãos, avós, tios, professores, amigos... e assim vamos vivendo e aprendendo. A capacidade de mimetizar um comportamento é uma das maiores ferramentas de aprendizado do homem. Assim, somos resultado das pessoas com as que convivemos e do ambiente em que vivemos. A escola em que você estudou na primeira infância influencia até hoje alguns dos seus comportamentos; as festas que você frequentou quando adolescente, o bairro onde viveu e assim por diante. Somos a somatória de tudo isso, o ambiente é a mão invisível que molda o comportamento humano.[71]

Isso significa que não somos livres para fazer escolhas? Claro que não. Somos livres para tomar decisões e

---

[70] CONTRIBUIÇÕES de Émile Durkheim. **Secretaria de Educação do Paraná; Fundepar,** Disponível em: http://www.sociologia.seed.pr.gov.br/modules/conteudo/conteudo.php?conteudo=167. Acesso em: 22 nov. 2022.

[71] CLEAR, J. **Hábitos atômicos**: um método fácil e comprovado de criar bons hábitos e se livrar dos maus. Rio de Janeiro: Alta Life, 2019.

exercemos esse "direito" o tempo todo. Afirmar que não escolhemos significa dizer que não existe livre-arbítrio e, embora existam algumas pesquisas que convirjam para essa linha,[72] não é algo em que eu acredito e também não é relevante para esta discussão. Se o nosso comportamento e os nossos resultados fossem totalmente influenciados pelo ambiente e pelo nosso passado, sem direito de escolha, não teríamos a possibilidade de mudança em nossas vidas, não haveria esforço suficiente que resultasse em mudança. Bom, voltemos à Durkheim.

Esse coletivo social que nos moldou sempre estará presente nas nossas escolhas, queiramos ou não. Um estudo mostrou que quando tomamos decisões não estamos levando em conta apenas nossas expectativas, mas também o que os outros esperam de nós. Isso se refere às pequenas decisões, como o lanche que vai ser escolhido na lanchonete, até as grandes decisões, como o curso que será feito na faculdade. A influência social altera não só a ação em si como também a confiança na tomada de decisões.[73]

Mas por que eu estou falando sobre isso se o nosso assunto é o aprendizado? É que esse "ambiente positivo" também tem reflexo no seu aprendizado, podendo ser até um dos motivos da sua procrastinação. Se não dá para se desvincular dessa influência, o que você precisa é aprender

---

[72] YARAK, A. O livre-arbítrio não existe, dizem neurocientistas. **Veja**, 6 maio 2016. Disponível em: https://veja.abril.com.br/ciencia/o-livre-arbitrio-nao-existe-dizem-neurocientistas/. Acesso em: 29 nov. 2022.

[73] GLÄSCHER, J.; ZHANG, L. A Brain Network Supporting Social Influences in Human Decision-making. **Science Advances**, v. 6, n. 34, 2020. Disponível em: https://www.science.org/doi/10.1126/sciadv.abb4159. Acesso em: 30 nov. 2022.

a tirar o melhor proveito dessa situação. O objetivo é criar um escudo mental para suportar a influência externa negativa e ser autoinfluenciável. Vamos conversar mais sobre isso.

AMBIENTE FÍSICO

Entre 2009 e 2010, a médica Anne Thorndike conduziu um experimento no Hospital Geral de Massachusetts, em Boston, nos Estados Unidos, cujo objetivo era descobrir se era possível melhorar os hábitos alimentares dos visitantes e funcionários que frequentavam a lanchonete do local apenas mudando a posição dos alimentos e bebidas nos expositores. Na primeira fase, com duração de três meses, Anne e sua equipe criaram marcações coloridas nos rótulos – vermelho, amarelo e verde – que, tal qual um semáforo, indicavam a qualidade nutricional dos alimentos, usando como referência a quantidade de calorias e gorduras. Na lanchonete, também havia uma nutricionista disponível para esclarecer dúvidas, mas somente isso, ela não poderia interferir na escolha das pessoas. Na segunda fase, os pesquisadores reorganizaram os refrigeradores de bebidas, deixando aquelas indicadas com o rótulo verde ao alcance dos olhos dos clientes e as amarelas e vermelhas abaixo. Também abastecerem todos os cinco refrigeradores com água – até então apenas dois deles ofereciam a bebida – e adicionaram cinco cestas com garrafas d'água ao lado das estações de alimentação, aumentando a visibilidade da bebida. Fizeram o mesmo com outros alimentos. Aqueles indicados com rótulo verde ficaram ao nível dos olhos e os demais, abaixo. Nos três meses seguintes, 42,2% das vendas foram de produtos verdes. Além disso, a venda de refrigerantes caiu 11,4%, enquanto a venda de água aumentou 25,8%.[74]

O experimento científico mostrou como o ambiente influenciou as escolhas das pessoas que consumiam alimentos naquele local. É a mesma lógica de quando você está em um restaurante e, enquanto escolhe o seu prato, observa a mesa ao lado e resolve pedir o mesmo. Às vezes, você nem saiu de casa com vontade de comer aquilo, mas seu cérebro capta o estímulo e, influenciado, pede o mesmo prato.

Pensando dessa maneira, você também pode tirar proveito dessa influência na hora de estudar. Se o ambiente colaborou para a mudança alimentar das pessoas, então por que não se utilizar do ambiente para também aumentar a sua produtividade e estudar mais e melhor? Se você está em um ambiente que é compatível com o momento que está passando, suas chances de procrastinar ou se distrair serão menores. Se o seu quarto oferece a tranquilidade que você precisa, ótimo. Se ele estimula a sua motivação, incrível. Mas poucas são as pessoas que conseguem a performance esperada estudando no mesmo lugar que usa para descansar, dormir, assistir a um filme. É que a sua mente reconhece aquele ambiente como um local de acomodação e não de estímulo. E mais: nem é o objetivo transformar o seu quarto em um ambiente propício à estimulação mental. Já falamos sobre a importância do sono e dos momentos de descanso de qualidade. Sem dormir adequadamente, você

---

[74] THORNDIKE, A. et al. A 2-Phase Labeling and Choice Architecture Intervention to Improve Healthy Food and Beverage Choices. **American Journal of Public Health**, v. 102, n. 3, p. 527-533, 2012. Disponível em: https://doi.org/10.2105/AJPH.2011.300391. Acesso em: 29 nov. 2022.

SE NÃO DÁ PARA SE DESVINCULAR DESSA INFLUÊNCIA, O QUE VOCÊ PRECISA É APRENDER A TIRAR O MELHOR PROVEITO DESSA SITUAÇÃO.

@PEDROERNESTOMIRANDA

não performa. Então, se a intenção é ficar em casa, mude de ambiente. Saia do quarto e vá para a sala, cozinha, até a varanda vale.

Mas se você tentou durante quinze dias e viu que não está rendendo como deveria, que seu cronograma está atrasado, eu sugiro algo a mais. Se as pessoas do experimento ficassem esperando a vontade de tomar água vir para comprar o produto, certamente boa parte do estoque ficaria encalhado. Mas eles foram expostos, lembra? E a história mudou.

O que eu sugiro nesses casos é que você também se exponha a ambientes de aprendizado. Uma biblioteca, por exemplo. Esse ambiente é todo voltado à aquisição de conhecimento. Outra opção é procurar uma sala de estudos na sua cidade, para que você divida o ambiente com outras pessoas que também estejam estudando. Isso é tão importante que em 2020 eu abri dentro do IPM (minha escola preparatória para residência médica) uma sala de estudos que funciona 24 horas por dia. Criei esse ambiente positivo e os resultados foram gigantescos. Foi incrível alunos mais estimulados, pessoas com rotinas de trabalho mais pesadas que a média conseguindo estudar e criar hábitos. Esse ambiente foi fundamental para muitas aprovações.

Como essa sala de estudos fica em Goiânia e tenho alunos do Brasil todo e até de outros países, pensei em uma maneira de criar um ambiente positivo para todos e estimular isso de maneira global. Depois de muito avaliar, fui o primeiro a criar uma sala de estudos virtual dentro da minha plataforma. Nela, o aluno pode convidar os amigos para estudar, consultar as horas de estudos de cada um, ter um *chat* privado ou em grupo para trocar ideias e tirar dúvidas em comum, estudar com a câmera ligada e trocar resultados com outras pessoas.

Mesmo sem ter a plataforma, você pode replicar essa ideia. De que maneira? Usando a tecnologia a seu favor, como com grupos de WhatsApp ou Telegram. Crie um grupo com amigos que têm os mesmos objetivos e peça para todos fazerem *login* mandando fotos de quando começarem a estudar e quando finalizarem os estudos diários. Também peça para mandarem um relatório da quantidade de horas de estudos diárias. Nesses grupos, você pode mostrar suas dificuldades e pedir a opinião dessas pessoas para melhorar. Incentive a que os outros façam o mesmo. Lembre-se do que já falamos aqui: o ser humano tem os comportamentos e habilidades moldados pela comunidade. Use a seu favor.

No meu caso, por exemplo, quando eu estava estudando, tinha o ambiente doméstico que, à primeira vista, era perfeito para estimular o meu aprendizado. Eu morava sozinho, portanto, sem barulho ou interferência, tinha uma bancada própria para estudos e uma cadeira confortável. A estrutura física era excelente, mas eu mais procrastinava do que estudava. Via um conteúdo e levantava para pegar algo na geladeira. Via um conteúdo e ligava a TV ou o computador, e assim meu dia não rendia como eu queria. Até que decidi estudar em uma biblioteca. O simples fato de precisar me arrumar e me deslocar até a biblioteca já me colocava em uma situação diferente. Era como se virasse uma chave no meu cérebro e dissesse: "agora é o momento de estudar".

Eu não estou falando para você ficar na biblioteca ou em uma sala de estudos das 8 da manhã até a meia-noite, ou que esse é o único ambiente que vai ajudá-lo. De vez em quando, vale mudar o ambiente: saia da biblioteca e vá estudar em uma área externa, por exemplo, de preferência, em meio à natureza. Ou vá para outro espaço para refrescar as suas ideias. O local novo muda a sua rotina, mesmo que por algumas horas, e estimula a concentração.

Para quem faz aulas presenciais, eu recomendo que sente, de preferência, nas fileiras da frente. Esses lugares costumam ser mais eficazes, pois as distrações costumam ser menos frequentes. Além disso, você estará praticamente frente a frente com o professor, a fonte emissora da informação, o que gera muito mais concentração e, consequentemente, aprendizado. Agora imagine a pessoa que está lá no fundo – principalmente em cursinhos, quando as salas podem ter mais de cem alunos. Percebeu que você tem uma fileira gigantesca de pessoas e acontecimentos que atrapalham a sua concentração? É a pessoa da sua frente dormindo, a do lado usando o celular, o professor longe de você, a outra pessoa levantando para ir ao banheiro... todos fatores de distração.

Essa história de ser "da galera do fundão" quando se fala de aprendizado é, no mínimo, uma perda de tempo e de uma infantilidade sem igual. Quando vai a um jogo de futebol, você prefere ficar na última fileira ou na beira do campo? Quando vai a um congresso, os lugares VIPs e mais caros ficam na frente ou no fundo?

Não existe nenhum benefício em se sentar nas últimas cadeiras, a não ser o fato de querer ficar procrastinando no celular sem julgamento, sair mais cedo da aula ou ficar se enganando. Se você vai ter que ficar duas horas assistindo a uma aula, tente focar o máximo possível e extrair o melhor, mesmo que a aula seja ruim. Ficar duas horas presente na sala, mas focado em outra coisa é catastrófico e totalmente ineficaz.

Já está na hora de entender o estudo e o aprendizado de uma maneira mais madura para otimizar o seu tempo.

Depois de escolher o ambiente físico correto, você terá de readequar também o seu ambiente social.

AMBIENTE SOCIAL

Quando você está em uma biblioteca, além do espaço físico ser todo preparado para a aquisição de conhecimento, há outro fator que coloca o local como o ideal para os estudos: as pessoas. Todos estão ali com o mesmo objetivo, que é adquirir algum conhecimento. Ninguém vai a uma biblioteca para bater papo ou para combinar a balada do próximo fim de semana. Quando você se cerca de pessoas com os mesmos objetivos (aprendizado), mesmo que vocês não se conheçam e não conversem, a tendência é que todos se influenciem e tirem melhor proveito da situação. De acordo com um estudo publicado na revista *Nature*, isso acontece porque o pensamento coletivo tem mais força sobre o indivíduo do que a própria decisão individual.[75] Assim, se todos estão ali para estudar, você também fará o mesmo. Se você está do lado de pessoas que têm o objetivo de crescer, elas estimulam você a seguir o mesmo caminho e a não desistir tão facilmente.

Na época em que eu estudava em bibliotecas, conheci o Leonardo e nós nos tornamos melhores amigos de estudo. Isso mesmo. Fora da biblioteca nem tínhamos contato, mas nos períodos de estudos estávamos sempre juntos. Todos

---

[75] HORSEVAD, N., MATEO, D., KOOJI, R. E.et al. Transition from simple to complex contagion in collective decision-making. **Nat Commun**, v. 13, artigo 1442, 2022. Disponível em: https://doi.org/10.1038/s41467-022-28958-6. Acesso em: 14 dez. 2022.

os dias, ele chegava antes de mim e, quando eu ia embora, ele permanecia lá. Ele me motivava a estudar, pois eu me espelhava em seu comportamento. Eu pensava: *se ele consegue se concentrar tanto tempo assim, eu também consigo*. Depois desse período, nós nunca mais nos vimos, mas eu reconheço que ele foi uma figura muito importante para mim.

"Pedro, mas meus amigos não estão estudando para a prova, terei que me afastar?" Afastar não é o verbo correto aqui. O verbo correto é restringir, limitar o contato durante esse momento da sua vida. Não dá para permitir que o amigo chegue no meio da tarde na sua casa contando o que fez ontem ou no fim de semana se você está na sua hora de estudo. Uma pessoa dessas terá, no seu cronograma, o mesmo efeito das redes sociais ou dos vídeos de YouTube. Pouco – para não dizer nada – agregará à sua preparação, mas será um fator tentador para a procrastinação durante esse período. Ele conta uma coisa, depois já puxa outro assunto, emenda outro e, quando se dão conta, o dia acabou e você não cumpriu o planejado. Ele não fez por mal, porém lembre-se de que não existe pessoa neutra. Aquele seu amigo que fala que não sabe como você consegue estudar porque ele nunca consegue, ou aquele outro que tem um perfil mais acomodado, pode, de alguma maneira inconsciente, prejudicar você. Estabeleça limites. Momento de estudar é momento de estudar. Momento de lazer é momento de lazer.

Há alguns anos, eu tive duas alunas que eram muito amigas, a Camila e a Laura. Elas estavam sempre juntas, mas em determinado momento a Laura decidiu que não queria mais estudar. Ela cansou, viu que seu objetivo não era esse e parou.

O que aconteceu? Ela passou a atrapalhar a Camila, pois suas atitudes – querer conversar o tempo todo, marcar para sair mesmo durante os momentos de estudos, entre outras coisas – influenciavam de maneira negativa a amiga que queria estudar. Então precisei conscientizar as duas de que no momento de estudo elas não poderiam mais ficar juntas. Também reforcei para a Camila que não atendesse às ligações da amiga enquanto estivesse estudando e que aprendesse a falar "não" quando a Laura insistisse em um programa de lazer que fosse nas horas de estudo. Já para a Laura, tive que reforçar a necessidade de respeitar as decisões da amiga que continuava firme no seu objetivo de conseguir a vaga na residência médica. Elas iriam continuar saindo, se divertindo, mas no momento adequado e predefinido para isso, não furando um planejamento tão cuidadoso.

Seu melhor amigo também está estudando para a mesma prova? Isso é um estímulo, mas não quer dizer que tenham que estudar juntos sempre. Lembra do caso da Maria Cecília e do João que, mesmo sendo um casal e estudando para o mesmo objetivo, só conseguiram resultados melhores separados? Se o seu amigo não tem o mesmo ritmo que você, não é organizado como você, não tem o mesmo comportamento que você, a estratégia de estudar ao mesmo tempo o mesmo conteúdo, um ao lado do outro, pode não ser eficaz.

Seus amigos serão sempre seus amigos, sua casa será sempre a sua casa, as festas sempre existirão e você terá tempo para aproveitar tudo isso no momento certo. A oportunidade de passar na prova que vai decidir o seu futuro é agora, então seu foco tem que estar no seu aprendizado. O processo de mudança de comportamento depende de você. Sem esforço, dificilmente o seu objetivo será alcançado. Portanto, cerque-se de pessoas e ambientes que beneficiem você e esteja ao lado de pessoas com os mesmos objetivos. Você só tem a ganhar!

A CAPACIDADE DE MIMETIZAR UM COMPORTAMENTO É UMA DAS MAIORES FERRAMENTAS DE APRENDIZADO DO HOMEM. ASSIM, SOMOS RESULTADO DAS PESSOAS COM AS QUAIS CONVIVEMOS E DO AMBIENTE EM QUE VIVEMOS.

@PEDROERNESTOMIRANDA

Capítulo 10

ESTRUTURA DE APRENDIZADO: DEFINA AS METAS E AS AÇÕES

Neste capítulo, <u>você vai ver</u>:

- Como estruturar o aprendizado
- Como Aristóteles pode ajudar você a criar o seu cronograma?
- Planejamento ineficaz: por que muitos estudantes fazem isso?

O aprendizado não é um processo de via única que envolve somente estudar e fazer a prova. Como você viu nos últimos capítulos, o desenvolvimento de conhecimento envolve também outras áreas da vida. Começa com a estrutura física equilibrada, passa por uma saúde emocional em dia até chegar realmente às técnicas de aprendizagem.

A partir de agora, vamos conhecer a terceira parte da mandala do aprendizado e falar da importância de estruturar o seu aprendizado. Nos próximos capítulos, vou apresentar metodologias, mostrar as melhores técnicas de estudo e ensinar sobre planejamento, metas e ações que você precisa implementar para alcançar seus objetivos.

"Pedro, por que eu tive que passar por outras etapas antes de chegar às técnicas? Eu só preciso estudar", você pode estar argumentando. Esse é um pensamento comum, mas está errado e leva muitos estudantes a resultados insatisfatórios. A vida é inconstante e impermanente, então algumas vezes precisamos voltar alguns passos no processo de aprendizagem para consertar algo – aqui, a estrutura física e a estrutura emocional – para só depois seguir em frente e aprender de verdade.

Agora é a hora de estruturar a sua rotina e absorver o conhecimento com eficácia (estudando de verdade, fazendo as coisas certas), eficiência (otimizando o resultado de acordo com a sua rotina, e não importa se você tem disponível três horas ou o dia todo) e efetividade (ajustando seu cronograma para conseguir expandir ainda mais o seu conhecimento). O resultado dos três juntos é o grande segredo do sucesso.

Imagine uma empresa que está prestes a ser inaugurada. Antes de colocá-la em funcionamento, já foram decididas as suas metas, as ações iniciais e o que esperar do futuro desse mercado. No meio corporativo, isso é chamado de **planejamento estratégico (PE)**. Claro que, enquanto a empresa estiver em operação, vão surgir alguns percalços, mas se o PE estiver bem formulado e definido será mais fácil fazer os ajustes sem grande prejuízo nos resultados.

Quero que comece a sua estrutura de aprendizado definitiva como se fosse uma empresa que precisa fazer o seu PE. Acredite, ele será bem importante para a decisão dos seus próximos passos. Não adianta conhecer as melhores técnicas de estudo se não tem metas e não sabe as ações que permeiam o seu aprendizado. O seu planejamento é o seu suporte essencial para considerar o passado, se situar no presente e prever o futuro.

Como Aristóteles pode ajudar você a criar o seu cronograma?

Quem, assim como eu, gosta de estudar filosofia e comportamento humano já deve ter ouvido falar das sete perguntas circunstanciais. Estas perguntas fazem parte de uma técnica de análise retórica – atribuída a Aristóteles –, que ajuda a compreender um discurso ou argumento:[76, 77]

1. O quê?
2. Quem?
3. Onde?
4. Quando?

---

76 FEDOTOV, A. Septem Circumstantiae, five W's and H or 'six serving-men'. **Alex Fedotov**, 22 fev. 2019. Disponível em: https://alxfed.github.io/blog/posts/2019/02/22/Septem-Circumstantiae.html. Acesso em: 4 mar. 2023.

77 SLOAN, M. C. Aristotle's Nicomachean Ethics as the Original Locus for the Septem Circumstantiae. **Classical Philology**, v. 105, n. 3, p. 236-251, 2010. Disponível em: https://doi.org/10.1086/656196. Acesso em: 4 mar. 2023.

5. Como?
6. Quanto?
7. Para quê?

Existem inúmeras adaptações do conceito das sete perguntas circunstanciais traduzidas para o século XXI. "Mas o que Aristóteles tem a ver com a montagem do meu cronograma, Pedro?" De uma forma prática, quando vou montar o cronograma de um aluno, eu utilizo a ferramenta 3W-2H-1R, que é uma adaptação das perguntas circunstanciais de Aristóteles, e pode ser usada para ajudar a planejar e organizar o seu planejamento de estudos. As letras W correspondem a três perguntas importantes que devem ser respondidas:

- What? (O quê?)
- Where? (Onde?)
- When? (Quando?)

O H e o R correspondem a três perguntas adicionais:

- How (Como será feito?)
- How much (Quanto tempo disponível?)
- Results (Quais são os riscos e como eles podem ser mitigados?)

Ao responder a todas elas, é possível ter uma visão clara e abrangente do projeto ou tarefa e aumentar a probabilidade de sucesso. A ferramenta 3W-2H-1R é frequentemente utilizada em contextos empresariais e de gerenciamento de projetos, mas pode ser aplicada a uma ampla variedade de situações.

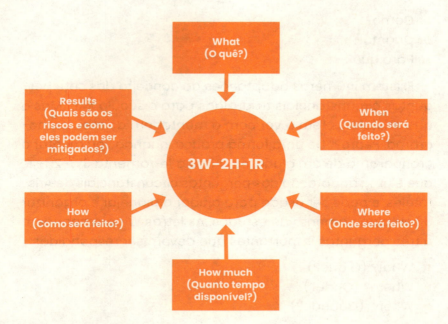

Sugiro que, toda vez que for traçar um planejamento de estudos, você tenha esses essas sete perguntas muito bem alinhadas e definidas. Se você só se preocupar com uma delas e desprezar as restantes, corre o risco de não conseguir cumprir todas as etapas e, consequentemente, não alcançar o seu objetivo. É o mesmo pensamento da pessoa que tem o objetivo de ficar com o corpo definido até o fim do ano, mas continua sentada no sofá sem ir para a academia. Ou aquela que vai para a academia só uma vez por semana e passa o resto dos dias comendo porcarias em casa. Por mais que argumente que planejou, na verdade o que ela fez foi determinar um objetivo. E só. Mas sem planejamento não existe ação.

Analise comigo dois planejamentos que têm o mesmo objetivo:

1. Planejamento 1: *Vou ficar com o corpo sarado até o fim do ano.*

2. **Planejamento 2:** *Vou treinar cinco vezes por semana durante uma hora na academia X logo após o trabalho. Vou fazer dieta hipocalórica com o cardápio criado pelo nutricionista Y e que conta com apenas uma refeição liberada no sábado à noite. Farei um acompanhamento mensal dos resultados todo dia 5. Meu objetivo é perder 4 kg por mês para chegar com o corpo sarado no fim do ano.*

Qual dos dois você acha que terá mais chances de trazer resultado? É lógico que o segundo. Mas a maioria das pessoas não sabe como se planejar para alcançar o corpo desejado a tempo para o verão. Nos estudos é a mesma coisa. O aluno que quer passar em uma prova com muitos concorrentes e com um conteúdo denso precisa fazer esse exercício para se preparar. Não dá para pensar apenas em abrir o caderno ou a apostila e estudar mentalizando o resultado final. Temos que ter um plano de ação detalhado.

Para montar um planejamento estratégico a partir das perguntas circunstanciais, você primeiro precisa entender cada uma delas. Vamos lá!

1. **What? (O quê?)**: é o conteúdo que estudará ao longo da semana. Aqui estou me referindo às disciplinas e temas mesmo: Medicina legal, Cardiologia, Direito civil, Direito penal, Português, Química, Física, Biologia etc. A nossa tendência é achar que só temos que estudar o que é mais fácil e não gastar tanta energia com o que sentimos mais dificuldade. Grande erro. O que você tem que estudar mais é aquilo que cai na prova e que você mais está errando.
2. **Where? (Onde?)**: é o seu ambiente de estudos, ou seja, o local onde você estuda. Pode ser uma biblioteca, uma sala de estudos profissional, na sua casa, no escritório... o local não precisa ser fixo. Você pode definir que vai estudar uma hora no período de descanso do trabalho e depois complementar em casa ou

na biblioteca. Quem usa transporte público pode usar o tempo que está no ônibus, no trem ou no metrô também para estudar, só terá que ajustar o cronograma para aproveitar esse tempo ouvindo um audiolivro, por exemplo, ou lendo uma parte de um resumo, da apostila ou resolvendo algumas questões.

3. **When? (Quando?)**: em que dias e períodos você vai estudar. Pode ser todos os dias ou três vezes por semana. O importante é definir os dias e não deixar essa decisão para depois ou "para quando der". Determine também como cumprirá as horas com que você se comprometeu no "quanto". Pode ser no período da manhã ou da tarde. Pode ser uma hora no almoço e o restante à noite. Pode ser três horas pela manhã e duas horas à tarde... só não se esqueça que o melhor momento para estudar é quando você está mais tranquilo e disposto.

4. **How? (Como?)**: é o método que você usará para estudar. Ainda falaremos a respeito nos próximos capítulos, mas saiba que esta é a chave do sucesso.

5. **How much (Quanto?):** é a quantidade diária de horas de estudo. Para definir esse número, não adianta pensar em quantas horas pretende estudar, mas sim analisar seus horários e quantas horas por dia você realmente tem disponíveis para se dedicar aos estudos. Se o aluno tem oito horas disponíveis, irá usá-las de uma maneira. Se tem quatro horas, o planejamento deve ser completamente diferente.

6. **Results (Resultados)**: é a análise de se o que vem sendo feito está realmente trazendo o resultado que você deseja. No caso do estudo, é se a execução está realmente trazendo aprendizado. Vamos discutir mais sobre isso em breve. Imagine que eu tenho um aluno, o Gabriel, e ele vai criar um planejamento de estudos seguindo a ferramenta 3W-2H-1R. Como ficaria?

NÃO ADIANTA CONHECER AS MELHORES TÉCNICAS DE ESTUDO SE NÃO TEM METAS E NÃO SABE AS AÇÕES QUE PERMEIAM O SEU APRENDIZADO.

@PEDROERNESTOMIRANDA

WHEN? (QUANDO?)	**WHERE? (ONDE?)**
Segunda, quarta e quinta, das 8h às 9h, das 13h às 14h e das 19h30 às 21h30; sábado das 8h às 11h e das 14h às 17h.	Casa; refeitório do trabalho; biblioteca.
WHAT? (O QUÊ?)	**HOW? (COMO?)**
Cardiologia 1; Cirurgia 2.	Assistir à aula e fazer resumo; revisão em blocos com o método Feynman; questões com metodologia ativa.
HOW MUCH? (QUANTO?)	**RESULTS (RESULTADO)**
Dezoito horas por semana, distribuídas em quatro dias.	Quais são os meus resultados? Será que estou mesmo aprendendo?

É importante deixar um horário livre no seu dia, ou então um período ou dia inteiro na semana, e também um final de semana por mês sem nada para fazer. Isso é fundamental a longo prazo, é o que chamo de "muro de contenção". Você vai entender a importância dessa pausa em breve.

A segunda etapa do seu planejamento estratégico é a avaliação dos resultados. Essa análise objetiva tem que ser diária, semanal e mensal. Vamos continuar com o exemplo do Gabriel. Diariamente, ele tem que saber o quê, onde, por quê, como irá estudar. Por exemplo, na segunda, ele vai estudar Cardiologia, por videoaulas, no horário da manhã em casa, no meio do dia no trabalho e à noite na biblioteca. Na quarta, ele repete essa avaliação para ver se o planejamento está funcionando.

Toda semana, Gabriel vai precisar avaliar seus resultados para saber se está conseguindo seguir o que foi planejado. Nesse dia, que pode ser domingo à noite, por exemplo, avalie se os resultados foram seguidos e organize a semana seguinte mantendo o que deu certo e ajustando o que não deu. Digamos que você detectou que houve uma falha no cronograma e não está conseguindo cumprir algo e manter a rotina. Você pode não ter conseguido estudar todo o conteúdo planejado para o dia ou talvez não tenha dedicado a quantidade de horas previstas. Lembra do muro de contenção? É aqui que ele entra. Você usará esse horário/ dia/ período/ final de semana para colocar o cronograma em ordem. Não houve falhas? Que ótimo. O muro de contenção vira um horário livre para você aproveitar, sair com seus amigos ou fazer outro programa de lazer que preferir.

Na Engenharia, o muro de contenção é uma estrutura feita para garantir a segurança de construções. É utilizado para dar estabilidade a um terreno e conter barrancos, evitando desmoronamentos e problemas.

Nos estudos, o muro de contenção serve para evitar que, quando furar o planejamento, você entre em um *looping* de frustração eterno. Existem três maneiras de colocar o seu muro de contenção no planejamento:

1. **Muro diário**: separe de trinta minutos a uma hora por dia como um horário coringa, em que você vai descansar. Use-o para estudar caso não tenha conseguido cumprir o que se propôs no dia.
2. **Muro semanal**: separe um dia na semana como coringa, em que você vai estudar o que atrasou durante a semana. Se a sua semana foi perfeita, use o dia para descansar.
3. **Muro mensal**: separe um fim de semana como coringa, seguindo o mesmo formato dos anterior: descanso ou, se necessário, estudo do que atrasou.

Vamos supor que você perdeu a hora e não estudou no período matutino. Siga o cronograma normalmente e coloque esse período de estudo perdido no seu horário de contenção diário. Se não der, coloque-o para o seu dia de contenção semanal.

Aqui fica o alerta: <u>nunca jogue o cronograma para a frente</u>. Se fizer isso uma vez, sempre vai ficar arranjando desculpas para fazer de novo. Siga o cronograma conforme o planejado e use os momentos coringa para repor os atrasos sem afetar o seu planejamento.

Lembra que falamos da criação de hábitos? Você vai pensar duas vezes antes de furar o cronograma e deixar seu dia de descanso de lado para estudar.

PLANEJAMENTO INEFICAZ: POR QUE MUITOS ESTUDANTES FAZEM ISSO?

Você criou o seu planejamento e o seu cronograma seguindo o método 3W-2H-1R, organizou a semana, mas na hora de avaliar o mês descobriu que muito pouco do que planejou realmente aconteceu. Vários motivos podem explicar tal acontecimento, desde um erro de planejamento (colocou mais metas do que conseguiria suportar) até excesso de procrastinação ou um motivo externo, como uma carga de trabalho inesperada ou um problema familiar.

Como resolver? Eu digo para os meus alunos que eles precisam apagar o incêndio. Isso significa que é preciso reorganizar esses indicadores, recomeçando do zero. Porque quanto mais no fundo do poço, mais difícil será encontrar a saída.

Antes de refazer as suas metas, porém, vale fazer uma autoavaliação para definir quais foram os erros que levaram a essa situação. Sem isso, você corre o risco de repetir o erro e perder mais um mês de estudos.

Um dos maiores erros que os alunos cometem é criar um planejamento mentiroso. É o que eu chamo de planeja*MINTO*. O que é isso? É um planejamento perfeito. O aluno cria suas metas pensando minuto a minuto o que vai fazer. Ele vai acordar às 6h, tomar banho das 6h às 6h15, café das 6h15 às 6h40 e por aí vai. Ele não deixa uma brecha para possíveis falhas – o já citado muro de contenção – para o dia, nem para a semana e muito menos para o mês. Ele acredita, realmente, que tudo acontecerá da maneira que planejou. Mas sabemos que na vida nada é perfeito, então ele fura um dia e joga para o domingo, que seria o seu dia coringa. Mas no segundo dia de estudos acontece a mesma coisa e ele não cumpre o que havia planejado, então também joga para o dia coringa. Até que ele se dá conta de que não vai conseguir cumprir tudo o que atrasou. Veja, não tem nada de errado na metodologia, o erro está no planejamento. Esse aluno é um candidato a refazer o cronograma com projeções mais realistas.

As metas existem para ajudar você a chegar aos resultados desejados. Não adianta criar algo que não existe, é melhor estudar menos dias na semana do que achar que vai estudar em todos e não conseguir. Metas não seguidas geram um sentimento de frustração, que é um dos principais motivos de pausa de cronograma. A pessoa desanima, deixa de estudar um ou dois dias, aí o acúmulo de conteúdo assusta e isso vai virando um grande problema, até que ela desiste de vez.

O ser humano é movido por reforço positivo. O que faz uma pessoa se fidelizar a um cronograma de estudo de longo prazo é o resultado que ela obtém. Lembra quando falei que ninguém estuda por prazer? Ninguém tem prazer em deixar de sair com os amigos para ficar em casa estudando. Ou estudar quatro horas seguidas enquanto poderia maratonar a sua série favorita. O que move as pessoas é o resultado obtido a partir do esforço. Conseguir cumprir a meta da semana é um reforço positivo, ter acertado 80% dos exercícios propostos, também. Esses resultados, mesmo que menores, animam e pavimentam o caminho até o seu objetivo, que é passar na prova.

Criar seu cronograma e planejamento utilizando o método 3W-2H-1R, monitorá-los e adaptá-los diariamente pode parecer que toma muito do seu tempo ou que dá muito trabalho. Não caia nessa. Uma empresa só sobrevive se a sua gestão estiver bem-organizada, e assim também deve acontecer com os seus estudos. <u>A organização e a disciplina serão suas ferramentas rumo ao sucesso.</u> Acredite!

ANTES DE REFAZER AS SUAS METAS, PORÉM, VALE FAZER UMA AUTOAVALIAÇÃO PARA DEFINIR QUAIS FORAM OS ERROS QUE LEVARAM A ESSA SITUAÇÃO.

@PEDROERNESTOMIRANDA

Capítulo 11

ESTRUTURA DE APRENDIZADO: AS PESSOAS APRENDEM DE MANEIRAS DIFERENTES

Neste capítulo, você vai ver:

- As inteligências múltiplas
- O teste cinestésico-auditivo-visual e suas armadilhas
- Os quatro pilares do aprendizado

Howard Gardner é um psicólogo americano especializado na área educacional e cognitiva. Suas ideias influenciaram muitos especialistas da área, que passaram a enxergar seus alunos sob múltiplas facetas. Foi Gardner que levantou a hipótese de que as pessoas têm diferentes potencialidades, e estas precisam ser desenvolvidas desde a infância, mas o hábito das escolas de nivelar o aprendizado sufocaria tais aptidões.

Diante disso, ele criou a teoria das inteligências múltiplas. Para Gardner, existem oito tipos de inteligência – lógico-matemática; linguística; espacial; físico-cinestésica; interpessoal e intrapessoal; musical; natural e existencial –, e as pessoas possuem talentos diferenciados para atividades específicas de acordo com a sua inteligência.[78] Assim, não existe a pessoa que é boa em tudo ou a que não sabe nada. Cada um tem aptidão para alguma coisa, em maior ou menor nível.

A teoria de Howard Gardner é muito importante para o campo educacional, pois a partir dela muitas escolas desenvolvem estratégias pedagógicas focadas nas potencialidades de cada aluno já na educação infantil. Mas aqui apresento outro ponto defendido por Gardner que é muito importante para a nossa conversa: com a existência de múltiplas inteligências, fica mais fácil compreender por que as pessoas aprendem de maneiras diferentes e prova que oferecer um método único para todos os estudantes é falhar novamente no aprendizado.

E o que é um método? Método é um conjunto de procedimentos planejados e organizados para que, após sua execução,

---

[78] FERRARI, M. Howard Gardner, o cientista das inteligências múltiplas. **Nova Escola**, 7 out. 2008. Disponível em: https://novaescola.org.br/conteudo/1462/howard-gardner-o-cientista-das-inteligencias-multiplas. Acesso em: 3 dez. 2022.

possa ser verificada uma construção de conhecimento.[79] Portanto, precisa ficar claro que ter um método não é sinal de que a vida do estudante será mais fácil. O que o método faz é orientar, dar um caminho a seguir para chegar ao resultado esperado.

A melhor maneira de saber se um método é o ideal para você não é observando se ele é de fácil implementação ou copiando o mesmo método usado por um amigo, mas sim pelo resultado que ele traz. Às vezes, eu indico um método para uma pessoa, ela começa a aplicá-lo e se sente motivada, faz tudo o que é proposto, mas mesmo assim não vê resultado. Se isso acontece, é preciso mudar a estratégia. O oposto também pode acontecer. O aluno considera o método muito difícil, precisa colocar um esforço enorme para seguir corretamente, mas os resultados são ótimos. Vou dar um exemplo: Laura era uma aluna que sempre estudou cinco dias antes da prova da faculdade, usando o resumo de amigos e decorando. Sua média de pontuação ficava entre 6 e 8 e costumava reclamar que esquecia muito do conteúdo depois de alguns meses. Pior: estava no sétimo período e sempre relatava que não sabia nada de Medicina.

Estruturei uma rotina de estudos profissional, com compreensão teórica, aplicação prática, revisão e consolidação (explicarei mais sobre esses conceitos nas próximas páginas) e sabe o que ela me disse? "Pedro, não estou gostando! Estou levando muito tempo pra estudar e está difícil manter a rotina. O método não está encaixando."

É aí que mora o perigo. A maioria dos estudantes acha que, encontrado um método, as coisas vão começar a

---

[79] PASSERINO, L. M. Método, metodologia e técnica: instrumentos para a pesquisa. **Pesquisa em Educação UFRGS**, 2012. Disponível em: http://pesquisaemeducacaoufrgs.pbworks.com/w/file/fetch/52632108/aula_metodo.pdf. Acesso em: 3 dez. 2022.

acontecer de maneira fácil, sem esforço, quando na verdade é justamente o contrário que acontece na maioria das vezes.

Mas a Laura, mesmo com todas as dificuldades, persistiu e começou a ter excelentes resultados nas provas da faculdade, construiu um hábito de estudos e se formou como uma profissional muito mais segura. Apesar da dificuldade apontada, estávamos no caminho certo. <u>A dor faz parte do aprendizado porque estudar é um processo árduo, feito de esforço e repetição</u>. É preciso forçar o seu cérebro a raciocinar para ter ganhos de conhecimento.

Colocar o método na mira é um dos maiores bens que o aluno pode fazer por seus resultados. Como citei acima, se o resultado não vem como esperado, o método precisa ser alterado. Pode ser uma, podem ser duas, três vezes, o quanto for necessário até que o aluno encontre aquele que mais se acomoda às suas necessidades. Talvez o aluno comece com um método que em certo momento já não dá resultado – é o platô do aprendizado –, aí é preciso saber que é hora de mudar. O mundo perfeito só existe na cabeça do estudante. Não existe vida fácil quando se tem uma lista de concorrentes disputando a mesma vaga que você.

O TESTE CINESTÉSICO-AUDITIVO--VISUAL E SUAS ARMADILHAS

Vejo um erro grave ser repetido por muitos alunos: por interpretar de maneira errada ou por ler coisas sem nexo na internet em busca de um atalho, acabam fazendo algum teste de perfil de aprendizado on-line (o mais famoso divide os alunos em cinestésico, visual e auditivo) e acreditam que aquele resultado deve ser o único parâmetro a seguir e ponto final. Um erro que pode ser fatal.

O conceito de aprendiz visual, cinestésico e auditivo refere-se à maior facilidade que uma pessoa tem de receber a informação por meio dos sentidos. Assim, os visuais gostariam mais de videoaulas, professores, materiais impressos de terceiros e outros. Os auditivos prefeririam áudios, discussões de casos em diálogos verbais e discussões em grupos. Já os cinestésicos precisariam fazer resumos, criar procedimentos, resolver casos, escrever nas questões, enfim, colocar a mão na massa.

Mas um erro vem sendo difundido em boa parte da internet, e isso acontece por puro desconhecimento e má interpretação da teoria: <u>acreditar que o teste define completamente o método que você vai utilizar</u>; por exemplo, se deu visual, então você só aprende com métodos visuais. É completamente furado. Todos nós aprendemos de todas as maneiras, o que acontece é que a pessoa tem um predomínio de uma maneira de receber o conteúdo em detrimento de outro, e esses testes deveriam ser apenas uma indicação para potencializar resultados, e não diminuir possibilidades.

Em 2020, eu apliquei o teste cinestésico-auditivo-visual em todos os meus alunos. Depois disso, selecionei 75 deles com perfil visual e 75 com perfil auditivo; na sequência, pedi que estudassem o tema doenças exantemáticas (sarampo, rubéola, escarlatina, exantema súbito, eritema infeccioso, varicela e doença de Kawasaki) dividido em duas partes, cada uma com metodologias diferentes:

- **Parte 1**: sarampo, escarlatina e exantema súbito, usando resumos com leitura ativa.
- **Parte 2**: eritema infecioso, rubéola, varicela e doença de Kawasaki, por meio de áudio.

Logo depois, elaborei um teste com cinquenta questões de cada parte e dei para os alunos responderem. O que seria esperado? Que os alunos com perfil visual se saíssem melhor no teste que estudaram com metodologia visual e que os alunos com perfil auditivo se saíssem melhor no teste que estudaram com metodologia auditiva.

Sabe o que aconteceu? O que eu vejo diariamente nos meus alunos. A teoria não foi sustentada, e os resultados foram completamente aleatórios. Porque o que está sendo testado não é a maneira como esses indivíduos recebem a informação, e sim o aprendizado e como cada um consegue adquirir essa informação na prática. Tanto é verdade que eu não faço mais esse teste com os meus alunos.

Mas como isso se tornou senso comum? Porque a internet está cheia de pessoas que ficam replicando teorias e teorias que não geram resultados. Replicam informações encontradas on-line sem saber o resultado na prática. Diante disso, no mundo de hoje você precisa ser filtro, e não esponja.

Existem três grandes fatores que influenciam as pessoas a acharem que essa teoria é correta e explicam um pouco o seu sucesso de divulgação: viés de confirmação; senso comum e prova social.[80] Não vamos nos aprofundar no assunto porque não tem resultado na sua aprovação, mas acho necessário explicar alguns fatos importantes sobre o aprendizado.

Agora você consegue perceber que é algo complexo e multifatorial, e que o aprendizado real vem da mandala do aprendizado (estrutura física, emocional e de aprendizado). Essa última parte é pautada em quatro pilares (compreensão teórica, aplicação prática, revisão e consolidação), dos que vamos começar a falar a seguir.

---

[80] WILLINGHAM, D. **Por que os alunos não gostam da escola?**: respostas da ciência cognitiva para tornar a sala de aula mais atrativa e efetiva. São Paulo: Penso, 2022.

OS QUATRO PILARES DO APRENDIZADO: COMPREENSÃO TEÓRICA, APLICAÇÃO PRÁTICA, REVISÃO E CONSOLIDAÇÃO

O ciclo de aprendizagem ou pilares de aprendizado é um modelo teórico que descreve como as pessoas aprendem e processam informações.

Existem vários modelos de ciclo/pilares de aprendizagem, mas um dos mais conhecidos e estudados é o Modelo de Kolb, proposto por David Kolb em 1984.[81]

Neste livro, Kolb explica como o processo de aprendizagem envolve quatro etapas distintas: experiência concreta, observação reflexiva, conceituação abstrata e experimentação ativa. Ele argumenta que, para que ocorra uma aprendizagem completa, as quatro etapas devem ser realizadas e que as pessoas têm preferências diferentes em relação a cada uma delas.

O modelo de Kolb foi uma das bases que usei para criar os quatro pilares do aprendizado que você verá neste capítulo, em uma remodelação para o nosso sistema de ensino e comportamental atual.

Imagine que você vai jogar com um jogo da memória. Você virou a carta, memorizou a imagem e a posição dela e, na próxima rodada, descobre onde está o par. Eu posso dizer que você aprendeu onde estava a carta?

Bom, a essa altura, você já deve saber a resposta: não. O que você fez foi só memorizar. Você recebeu a primeira informação (local da carta e imagem), decodificou como

---

[81] KOLB, D. A. **Experiential learning**: Experience as the source of learning and development. Hoboken: Prentice-Hall, 1984.

memória de curto prazo (MCP) e a usou na rodada seguinte para encontrar o par. Duas ou três rodadas depois, esse conhecimento já se foi pelos ares. Provavelmente você não se lembrará de nada ao término do jogo.

É possível que isso aconteça quando você está estudando? Sim, e acontece com frequência. O aluno assiste a uma videoaula e, no momento em que o conteúdo está fresco na sua cabeça, ele fica com a sensação de que já aprendeu tudo o que precisava. Então, passa para o próximo item ou vai fazer outra coisa da vida. Ele se sente confortável porque, naquele momento, fez a compreensão teórica do conteúdo.

Eu pergunto: será que essa pessoa aprendeu de verdade? Antes de responder, vamos voltar um pouco para ao assunto do começo do livro. Falamos que estudar é diferente de aprender e que a principal diferença entre essas duas ações está na fixação do conteúdo a longo prazo. Então, se um aluno fez uma aula, mas for fazer uma prova sobre o assunto daqui a dois ou três meses ou um tempo até maior do que isso, ele precisa ter condições de resgatar esse conteúdo e responder à questão.

Quando o aluno só faz a compreensão teórica e para, o aprendizado não acontece. Porque dali a poucos dias grande parte do que foi estudado já foi descartado pelo cérebro, que tinha tudo só na MCP. Para esse aprendizado definitivo acontecer, é preciso que o aluno siga um fluxo, formado por:

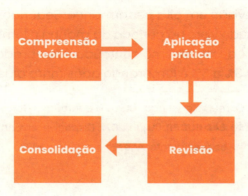

A compreensão teórica é estudar e entender o conteúdo de acordo com o método que definiu ser o melhor para você – leitura de livro, apostila, *flashcard*; assistir à videoaula e assim por diante. É o primeiro contato com a matéria, quanto mais didática, melhor será.

Depois que passou por essa etapa teórica, o aluno tem que fazer a aplicação prática, que consiste em colocar em uso o que aprendeu. Pode ser por meio da resolução de questões, por meio da discussão com colegas, ou até mesmo uma aplicação real do que aprendeu. Um médico, por exemplo, vai precisar atender muitos pacientes para aplicar a compreensão teórica; um músico vai ter que treinar tocando vários instrumentos. Um *chef* de cozinha vai ter que fazer a receita várias vezes para aprender e assim por diante. Aplicar é a maneira de reter o conhecimento. E não precisa se limitar a apenas um método de aplicação prática, você pode fazer questões e discutir com os colegas, ou discutir com os colegas e depois ir para a aplicação real. Quanto mais estimular o cérebro, melhor será.

O próximo passo no fluxo do aprendizado definitivo é a revisão. Essa fase é de extrema importância porque nosso cérebro foi programado para esquecer. No fim do século XIX, o filósofo alemão Hermann Ebbinghaus (1850-1909) estudou os processos da memória e criou a curva do esquecimento que, apesar de inúmeras críticas atuais à metodologia empregada na época e aos vieses encontrados posteriormente, foi pioneira no quesito revisão em alta performance. Segundo a teoria, 75% de um conteúdo visto no período da manhã é lembrado no fim da tarde; 50% desse mesmo conteúdo é lembrado um dia depois; apenas 3% a 5% é lembrando após trinta dias.[82] Claro que

---

[82] BALDISERRA, O. Leu, releu e não reteve o conteúdo? Conheça a curva do esquecimento. **EAD PUCPR**, 30 jun. 2022. Disponível em: https://ead.pucpr.br/blog/curva-esquecimento. Acesso em: 8 nov. 2022.

essas porcentagens não são fixas e já surgiram estudos mais recentes demonstrando que a curva pode variar por vários fatores, incluindo o tipo de informação, o interesse do indivíduo no tema e a atenção dada ao conteúdo.[83] De qualquer maneira, é inegável que existe uma grande perda do conhecimento ao longo do tempo.

O que o aluno precisa é se proteger, e a única arma que você tem contra o esquecimento é a revisão. A revisão de qualidade é tão fundamental como consertar um balde furado. Não adianta colocar mais água nele – no caso, conteúdo novo – se vai continuar perdendo o líquido – o seu aprendizado. Para consertar o balde, você precisa revisar. Quanto mais revisa um conteúdo, mais retém e consolida o que estudou. Ou seja, você enche o balde.

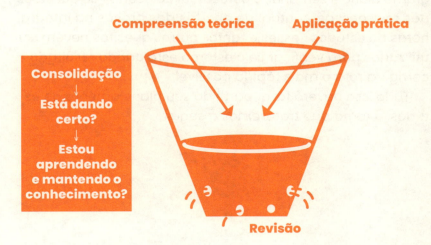

---

[83] PERGHER, G.; STEIN, L. Compreendendo o esquecimento: teorias clássicas e seus fundamentos experimentais. **Psicologia USP**, v. 14, n. 1, 2003. Disponível em: https://doi.org/10.1590/S0103-65642003000100008. Acesso em: 8 nov. 2022.

REVISÃO É O COMBUSTÍVEL DO APRENDIZADO

Fechando o fluxo dos quatro pilares do aprendizado vem a consolidação, que vai fazer que você melhore a sua taxa de retenção das informações adquiridas e avalie o resultado do seu esforço. Em resumo, para a consolidação é fundamental que você execute muito bem os dois primeiros pilares – compreensão teórica e aplicação prática – porque se o resultado não se materializar, é preciso detectar onde está o erro antes da prova. Pode ser na escolha do método, na compreensão teórica, na aplicação prática, na revisão... enfim, onde quer que esteja a falha, isso precisa ser detectado, e logo. Como fazer isso? Avaliando fatores como o cumprimento do cronograma diário e semanal, o percentual de acertos de questões das revisões; percentual de acertos das provas na íntegra; horas de estudos... esses e tantos outros quesitos devem ser utilizados para verificar se o esforço está dando resultado e corrigir a rota o mais rápido possível.

Tudo isso deverá fazer parte do seu planejamento de estudos, o tema que trataremos a seguir.

NÃO EXISTE VIDA FÁCIL QUANDO SE TEM UMA LISTA DE CONCORRENTES DISPUTANDO A MESMA VAGA QUE VOCÊ.

@PEDROERNESTOMIRANDA

Capítulo 12

ESTRUTURA DE APRENDIZADO: ORGANIZE SEUS ESTUDOS

Neste capítulo, <u>você vai ver</u>:

• Cronograma X planejamento
• Descanso Ativo Cerebral (DAC)
• A ferramenta GTD

Você já definiu as suas metas, as ações que tomará para alcançá-las, aprendeu que o método não pode ser igual para todo mundo e que o seu aprendizado precisa passar por um processo que começa com a compreensão teórica e vai até a consolidação do conteúdo. Agora é o momento de unir todos esses dados e criar o seu planejamento. <u>O planejamento vai ser o seu guia na decisão de quantas vezes você se vai dedicar aos estudos de acordo com a sua rotina</u>. Porque cada um tem demandas diferentes.

O estudante que está terminando o ensino médio e se preparando para o vestibular tem rotina e disponibilidade diferente da pessoa que trabalha o dia todo e estuda no período da noite, que também é completamente diferente da pessoa que só faz a preparação para a prova.

Um dos maiores erros que as pessoas cometem quando estão se preparando para uma prova é interromper outras áreas da vida, mudando a sua rotina para apenas se dedicar aos estudos. Alguns irão falar "mas só assim vou conseguir o resultado que quero", "sem dedicação não há resultado" e todas essas frases motivacionais. Mas eu prefiro ir na contramão desse movimento. Quando a pessoa se volta 24 horas por dia para os estudos, está transformando esse momento importante em um inferno. Se você quer desistir de estudar, esse é o caminho, porque o aluno reclama que a rotina é puxada, fica se comparando a outros e entra em um ciclo de frustração.

"Ah, Pedro, mas você já falou diversas vezes que esse é o período em que eu preciso me dedicar ao máximo, que preciso me esforçar." Sim, eu sempre falei isso e continuo a acreditar nessas palavras, mas também disse que você precisa ter sono adequado, fazer uma atividade física e ter um dia livre, férias, se divertir, entre outras coisas. É uma questão de equilíbrio. O que o aluno tem que entender é que ele precisa otimizar o tempo dele, tornar-se mais eficaz, eficiente e efetivo, como falamos no capítulo 10. E a melhor maneira de organizar a sua rotina é criando um planejamento e um cronograma detalhado de tudo o que você tem que fazer. Para ficar claro, explico a diferença entre os termos: planejamento é tudo o que você precisa fazer. Cronograma é a organização disso dentro da sua rotina diária. Para cumprir o planejamento, você precisa de um cronograma.

Antes de começar, entenda que nada é perfeito. Você vai fazer o seu planejamento e é bem provável que, ao longo do tempo, tenha que ir adaptando. É que sua estratégia pode mudar ou até mesmo as suas prioridades. Você cria um cronograma com datas, horários e tudo o mais e, quando vê, algo ficou para trás ou atrasou. Antes que se desespere, saiba que eu nunca tive um aluno que cumpriu o cronograma corretamente. Em alguns casos eu preciso mudar o cronograma de trinta a quarenta vezes ao longo do ano, adaptando-o às necessidades do aluno.

O MÉTODO GTD

Essa situação já deve ter acontecido com você. Estava lá estudando e de repente se lembrou de alguma coisa que ainda tinha que fazer e começou a ficar ansioso com a execução de tal tarefa e com o prazo a seguir. Aí começou a ter vontade de fazer logo, mas estava no meio dos estudos, e não sabia o que fazer primeiro. Conclusão: a ansiedade aumentou, você não conseguiu estudar, nem fazer a tarefa que estava pendente.

ESTRUTURA DE APRENDIZADO: ORGANIZE SEUS ESTUDOS | 173

Isso acontece por falta de organização. Por isso o planejamento é tão importante. Se está previsto, você não sofre com prazos ou tarefas a fazer, pois sabe que tudo tem seu tempo certo e tudo cabe no seu cronograma.

Para definir seu planejamento, primeiro terá que levantar informações da sua rotina e suas metas, depois combinar as suas necessidades e prioridades para então organizar seus estudos. Para fazer isso, use a ferramenta GTD (sigla em inglês para *Getting Things Done*), criada pelo consultor David Allen.[84] Trata-se de uma metodologia de planejamento e produtividade pessoal indicada principalmente para quem tem muitas tarefas a cumprir e não sabe qual o ponto de partida ideal. Seu principal objetivo é permitir que as pessoas tenham controle sobre a própria rotina, tornando-se mais eficientes. Para isso, a técnica propõe que as tarefas, compromissos e outras obrigações fiquem fora da sua mente, pois assim seria mais fácil organizar a sua rotina diária e semanal.

A estrutura do GTD é composta por cinco etapas: coletar, processar, organizar, revisar e executar. Cada uma tem um objetivo claro:

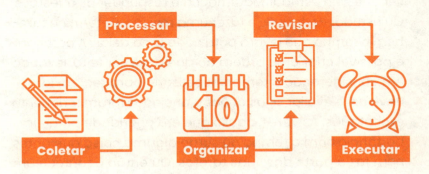

---

[84] ALLEN, D. **Getting things done**: The art of stress-free productivity. Londres: Penguin, 2001.

1. **Coletar**: é a primeira fase. Significa levantar todos os fatos importante da sua rotina. Aqui entram as suas atividades obrigatórias, como trabalhar, ir à academia, comprar comida para o gato, e também as metas relacionadas aos estudos. Por exemplo, "estudar 66 temas para a prova". Escreva tudo em uma folha de papel ou use o bloco de notas do celular. O que for mais fácil para você.
2. **Processar**: é, a partir de tudo aquilo que anotou, distinguir as tarefas que realmente precisam ser feitas daquelas que podem ser descartadas ou delegadas. Também é o momento de determinar o tempo total disponível para cumprir cada meta. Se faltam 33 semanas para a prova e eu tenho 66 temas para estudar (macrometa), significa que preciso estudar dois temas por semana (micrometa). Como vou colocar isso na minha rotina que já existe? Pegue a meta total e divida em tarefas menores de modo que se encaixe no seu dia. Você pode determinar, por exemplo, estudar uma parte na segunda, outra na terça, fazer exercícios na quarta e assim por diante.
3. **Organizar**: é o momento de pegar suas tarefas obrigatórias e metas de estudo e classificá-las por prioridade. Pode ser que seja estudar Matemática e responder às questões. Ou estudar Português e fazer uma revisão. Determine também o tempo que levará para cada uma delas. A partir daí, é possível criar uma ordem do que deve ser feito, levando em consideração o tempo necessário para realizá-lo.
4. **Revisar**: é avaliar se as ações planejadas foram realmente executadas. Às vezes, aquilo que era prioridade perde importância com o tempo ou surge alguma coisa que antes nem fazia parte das suas tarefas. Ou então acontece um imprevisto e você não cumpre o planejado. O ideal é fazer essa revisão diariamente.
5. **Executar**: é, claro, colocar tudo isso em ação.

Lembre-se de que cada etapa deve ser anotada em um papel ou no bloco de notas. Dessa maneira, você visualiza o que precisa ser feito e impede que a ansiedade o torne uma vítima de si mesmo, com medo de esquecer algo importante.

Não caia na crença de que você não precisa disso, que vai se lembrar e sabe como se organizar. Tenha em mente que a falha vai acontecer, então que seja naquilo que menos impacta a sua preparação. Será que é melhor falhar em uma revisão ou em um tema novo? Melhor estudar toda a matéria correndo, sem prestar atenção, ou estudar 80% com qualidade? A sua decisão de onde falhar vai ser consequência da sua organização. Olhando o cronograma você observa que, para conseguir estudar 100% da matéria, terá que correr muito, sem dedicar a atenção devida ao que está fazendo. Com qualidade, você conseguiria estudar 80%. Nesse caso, você falharia 20% da prova, mas garantiria o restante. Você não subtraiu a falha, a minimizou de uma maneira que não comprometesse demais a sua performance.

O SEU CRONOGRAMA NA PRÁTICA

Agora que você sabe as suas metas e definiu as prioridades, é hora de colocar tudo na sua rotina diária. Pense que o planejamento e o cronograma fazem parte um mapa que o orienta como seguir. É o seu GPS. Quando vai a um lugar que não conhece, o GPS sugere um caminho a fazer e mostra o tempo para chegar lá considerando o meio de transporte utilizado, e aí você consegue se organizar a partir dessas informações. Se no meio do trajeto você erra o caminho, ele recalcula a rota, porque vários caminhos podem levá-lo ao mesmo lugar. Assim funcionam também o seu planejamento e o seu cronograma.

Vamos a um exemplo prático. No exemplo a seguir estou considerando uma pessoa que trabalha no período da manhã e dedica o restante do dia aos estudos. Além do conteúdo da semana, o cronograma deve considerar um tempo para almoçar, para praticar atividade física e permitir uma boa noite de sono. Você vai organizar o seu cronograma de acordo com a sua rotina. Veja um modelo de cronograma semanal que organiza o dia por períodos:

Mês	Janeiro
Semana	2
Metodologia	CT[85]: videoaula + Feynman[86] AP[87]: questões + *flashcards* Revisão: DSM30 Consolidação: semanalmente
Objetivo	2 temas por semana

---

85 CT refere-se à compreensão teórica. (N.E.)

86 No próximo capítulo, você vai conhecer as principais técnicas de estudo.

87 AP refere-se à aplicação prática. (N.E.)

ESTRUTURA DE APRENDIZADO: ORGANIZE SEUS ESTUDOS | 177

	Segunda	Terça	Quarta	Quinta	Sexta	Sábado	Domingo
Manhã	Trabalho	Trabalho	Trabalho	Trabalho	Trabalho	Trabalho	
	Almoço	Almoço	Almoço	Almoço	Almoço	Almoço	Dia livre[88]
Tarde	Estudo	Estudo	Estudo	Estudo	Estudo	Estudo	
	Academia	Estudo	Academia	Estudo	Academia	Estudo	
Noite	Estudo	Estudo	Estudo	Estudo	Estudo	Estudo	

[88] Dia livre ou de estudos para recuperar algum conteúdo da semana. (N.E.)

Se achar melhor, você pode destrinchar o seu cronograma hora a hora desta maneira:

	Segunda	Terça	Quarta	Quinta	Sexta	Sábado	Domingo
07 - 08h							
08 - 09h							
09 - 10h							
10 - 11h							
11 - 12h							
12 - 13h							
13 - 14h							
14 - 15h							
15 - 16h							
16 - 17h							
17 - 18h							
18 - 19h							
19 - 20h							
20 - 21h							
22 - 22h							
22 - 23h							

No QR Code abaixo, você pode baixar essas duas tabelas para começar a criar o seu cronograma personalizado.

Aponte a câmera do seu celular para o QR Code ao lado e acesse o conteúdo.

app.ipm.med.br/procrastinacao

NÃO SE ENGANE: ESTUDO É ESTUDO

Já falamos sobre diversas técnicas e conceitos, mas o seu cronograma só será efetivo se você estudar de verdade. "Pedro, eu estudo de verdade, sim. Eu me sento às 8 horas da manhã e só saio às 20 horas." Esse é, na verdade, o tempo que você planejou para estudar. São as horas brutas de estudo, uma mera ferramenta para o seu ego.

A realidade, porém, está nas horas líquidas de estudo. Aquelas em que você estava totalmente concentrado e assimilando o conteúdo. Sem celular, sem papo, sem distrações. Para descobrir suas horas líquidas, deixe um cronômetro ao seu lado e, sempre que se sentar, acione-o. Quando parar para qualquer coisa que não seja o estudo, pause-o. Repita esse processo por uma manhã ou tarde.

Provavelmente você vai se assustar ao perceber quanto tempo é desperdiçado ao longo do dia. Tenho alunos que me relataram que estudavam oito horas por dia, mas não conseguiam cumprir o cronograma. Quando começaram a calcular as horas líquidas, descobrimos que alguns deles estudavam apenas três horas! Fazer essa avaliação objetiva do seu tempo muda tudo no seu planejamento. Não deixe de fazer esse cálculo.

DESCANSO ATIVO CEREBRAL

O cronograma é o seu guia de estudos, mas o seu corpo e a sua mente são verdadeiros guias físicos. Você precisa cuidar para que não se desgastem em um período em que demandará tanto deles. Colocar uma atividade física no cronograma é um passo, mas também é necessário programar pausas ao longo do dia para que a mente descanse.

O mundo hiperconectado não é benéfico para a concentração. Estamos estudando, de repente o celular toca e paramos para olhar a mensagem no WhatsApp. Depois surge uma fofoca nova naquele site de notícias, e assim vamos enchendo a cabeça de informações. Fica difícil se manter concentrado por horas e horas na mesma tarefa, aprendendo e não apenas estudando.

Para evitar que essas distrações do dia a dia atrapalhem o aprendizado, criei um método que organiza o estudo em blocos intervalados com descanso ativo. É o descanso ativo cerebral (DAC). Veja como funciona.

No primeiro bloco, você estuda de trinta minutos (para quem dispersa com mais facilidade) a cinquenta minutos (para os mais concentrados) e descansa por cinco minutos. Mas não é só parar o que está fazendo e passar cinco minutos na mesma posição olhando para o celular. Você precisa de um descanso ativo. Levante da cadeira, se alongue, beba água, caminhe um pouco. Se estiver com sono, faça vinte polichinelos, isso aumentará a sua frequência cardíaca e a sua atenção. Nesta etapa, o celular está proibido.

Após o DAC, volte a estudar, fazendo mais um bloco de trinta a cinquenta minutos. Ao final dele, programe 25 minutos de descanso, dos quais os primeiros vinte minutos podem ser com acesso ao celular para olhar as mensagens que chegaram e nos últimos cinco você repete o mesmo descanso ativo anterior – caminhe, beba água, faça polichinelos. Desligar-se do celular por cinco minutos antes de retornar aos estudos permite que sua mente se desvincule do que acabou de ver nas suas mensagens e volte a se concentrar.

De maneira prática, o DAC funcionaria assim:

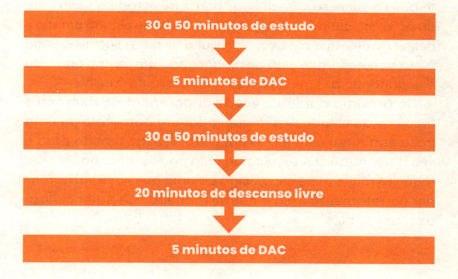

Vá repetindo esse ciclo de blocos ao longo do dia. Você pode aumentar o tempo de estudo e o bloco de descanso de modo a se encaixar melhor nas suas preferências. Fazer, por exemplo, duas horas de estudo + cinco minutos de DAC + duas horas de estudo + cinquenta minutos de descanso + cinco minutos de DAC.

Sugiro que você use um cronômetro com aviso sonoro para controlar todos os blocos intervalados. Ele auxiliará no controle do tempo e você não precisará se preocupar se está na hora de descansar ou de voltar aos estudos. Mas atenção: se for usar o cronômetro do celular, deixe-o no modo avião ou ative o "não perturbe". Afinal, se ficar tocando ali do lado a cada notificação, você não vai conseguir se concentrar totalmente.

Como você viu, estudar é muito mais do que assistir a uma aula, é preciso ter um planejamento e, a partir daí, criar um cronograma para colocá-lo em ação. Outra parte relevante para o sucesso é levar suas horas de estudo a sério. Não dá para colocar no cronograma seis horas de estudo por dia e definir o que estudar se você consulta as redes sociais a cada trinta minutos. Você está desperdiçando um tempo precioso e enganando a si mesmo. Não caia nessa armadilha.

No próximo capítulo, você vai aprender as diferentes técnicas de estudo. Sabia que grifar um parágrafo ou uma frase enquanto está lendo um texto não faz sentido para o seu aprendizado? A técnica do grifo pode ser usada de uma maneira muito mais eficaz. Siga adiante que você vai aprender corretamente essa e outras maneiras de potencializar os seus estudos!

UM DOS MAIORES ERROS QUE AS PESSOAS COMETEM QUANDO ESTÃO SE PREPARANDO PARA UMA PROVA É INTERROMPER OUTRAS ÁREAS DA VIDA.

@PEDROERNESTOMIRANDA

Capítulo 13

ESTRUTURA DE APRENDIZADO: ESCOLHA A SUA TÉCNICA DE ESTUDOS

Neste capítulo, <u>você vai ver</u>:

- Métodos para compreensão teórica
- Métodos para aplicação prática
- Métodos de revisão
- Métodos de consolidação
- Perguntas frequentes

Nos últimos capítulos, falamos sobre como planejar os seus estudos, ajustando cronograma e rotina. Agora, vamos finalizar a terceira parte da mandala do aprendizado com um tema bastante instigante: as melhores técnicas de estudo. Entenda por *técnicas* o conjunto de boas práticas usadas para reter o conhecimento e chegar, finalmente, ao aprendizado definitivo.

As técnicas que ensinarei a partir daqui deverão ser usadas por você em todas as fases do processo de aprendizado – compreensão teórica, aplicação prática, revisão e consolidação. Falarei de várias, mas não esgotarei o assunto. Para esta obra, selecionei as que, conforme observei nesses anos todos em que trabalho com aprendizado, trazem mais resultados. Vou falar de maneira prática como selecioná-las, como executá-las e como avaliar os resultados.

Você vai usar todas as técnicas ao mesmo tempo? Não. Mas precisa conhecê-las e saber como funcionam para a utilização correta. O mais importante ao montar seu planejamento é escolher pelo menos uma técnica de estudos para cada etapa do aprendizado, mas, se achar interessante para a sua dinâmica, nada impede que escolha duas para cada parte, há diversas combinações que podem ser feitas. Também é possível começar usando uma técnica e depois mudar. Pode ser que você comece fazendo leitura passiva e depois veja que se dará melhor se mudar para *podcast*, ou que troque as videoaulas por resumo físico. <u>O importante é que a técnica escolhida gere resultados positivos no seu ciclo de estudos.</u>

A escolha é um trabalho individual, tentativa e erro até encaixar. E não adianta copiar do amigo. Vocês são seres diferentes, com necessidades e dores diferentes, e somente têm em comum o objetivo de passar naquela prova dos sonhos. Leve em consideração o que já conhece de si mesmo – se chegou até aqui, certamente não será um grande problema, pois já aprendeu, na segunda parte da mandala, a tratar as suas emoções – e também a sua experiência e os resultados que está tendo com os estudos. Avião que é avião se conserta no ar.

A seguir, apresento as técnicas de estudos que irei comentar nas próximas páginas. Elas estão divididas de acordo com cada pilar do aprendizado para que você possa selecionar aquelas que mais fazem sentido na sua jornada.

Compreensão teórica	• Videoaula com medotologia passiva; • Videoaula produzindo resumos; • Videoaula produzindo mapas mentais; • Leitura passiva (livros, apostilas, PDFs); • Método do grifo; • *Savoring*; • Feynman; • Áudio (*podcasts*).
Aplicação prática	• Questões com metodologia ativa; • *Flaschcards*; • Simulados; • Prova na íntegra com protocolo pós-erro.
Revisão	• Revisão espaçada; • Revisão DSM30; • Revisão em bloco; • Revisão por porcentagem de acertos; • Revisão pré-prova.

Agora que você já sabe quais técnicas serão abordadas, vamos entender um pouco de cada uma.

COMPREENSÃO TEÓRICA

- **Videoaula com metodologia passiva (sem produzir material)**
Indicada para as pessoas que já tiveram contato com o tema e sentem que dominam o conteúdo ali apresentado, ou para aqueles que já têm resumos ou mapas mentais prontos.
Como usar: assista à videoaula com o resumo em mãos e vá fazendo anotações que destaquem os pontos mais importantes. Force o seu cérebro a raciocinar e entender.
Dicas: somente assistir a uma aula sem fazer anotações ou sem um material resumido para acompanhar o assunto é um método ineficaz a longo prazo. Apesar de sentir que saiu da aula entendendo tudo, se você não tiver um material para revisar, vai se esquecer. Por isso, só assista a videoaulas de maneira passiva quando você já tiver um material para acompanhar, e podem ser resumos feitos por você em anos anteriores, resumos de terceiros, mapas mentais, fluxogramas; as anotações podem ser físicas ou digitais.

- **Videoaula produzindo resumos físicos ou digitais**
Indicada para quem ainda não teve o primeiro contato com o tema ou para quem já estudou o conteúdo, mas ainda sente dificuldade.
Como usar: você pode aplicar essa técnica de duas maneiras:
    6. Fazendo o resumo ao mesmo tempo em que assiste à aula (única maneira possível para as aulas presenciais ou virtuais ao vivo).

7. Fazendo pausas para anotar após o entendimento do assunto (maneira mais ativa). Aqui, você vai assistir a uma parte da aula e depois anotar o que achou mais importante, finalizando o seu raciocínio. Por exemplo, o professor terminou de explicar a epidemiologia do sarampo. Então você vai pausar o vídeo e anotar o que entendeu e o que acha mais importante sobre o tema. Se achar necessário, volte a aula e confirme se não se esqueceu de algo. Vale lembrar que esses trechos de aula não podem passar de cinco a sete minutos. Depois disso, a quantidade de informações para anotar em seu material de revisão é muito grande e você vai ter que ficar voltando para recuperar as informações de que não se lembrar.

Dicas: produzir um material ajuda a melhorar a sua concentração na aula, a prender a sua atenção e a evitar a perda de foco. Além disso, esse material poderá ser amplamente utilizado como material de revisão. Mas seja seletivo nas suas anotações. Quem tem o costume de transcrever tudo comete um erro grande ao não focar nos pontos principais, além de revelar um traço de insegurança. A pergunta que você tem que fazer para saber se aquele determinado trecho é importante ou não é: *Esse conteúdo é 100% fundamental no meu resumo?* Se a resposta for "não" ou "não sei", não anote. Seu resumo pode ficar gigantesco e depois você não vai ter nenhum ânimo para revisar.

- **Videoaula produzindo mapas mentais**
Técnica praticamente idêntica ao item anterior, a diferença é que, em vez de fazer um resumo, você vai fazer um mapa mental (explicarei mais sobre como montar mapas mentais em breve).

- **Leitura passiva (livros, apostilas e PDFs)**
Indicada para as pessoas que já tiveram contato com o tema e sentem que dominam o conteúdo, ou para aqueles que já têm resumos/mapas mentais prontos.
Como usar: a leitura passiva é o que fazemos desde o jardim de infância. É o simples processo de ler o material.
Dicas: a leitura passiva é ineficaz quando comparada a métodos ativos. Porém, é boa opção para materiais extremamente longos cujo conteúdo não necessita de aprofundamento, ou para aquela leitura no dia anterior à prova, realizada de maneira passiva para não cansar.

- **Leitura com técnica do grifo/SQ3R**
A técnica do grifo é uma varição da técnica conhecida como "SQ3R" (do inglês *Survey, Question, Read, Recite, Review*), é uma estratégia de leitura ativa que ajuda a melhorar a compreensão e a retenção de informações.[89, 90] Esta técnica é indicada para quem precisa focar no material e raciocinar com o objetivo de fazer um resumo do conteúdo.
Como usar: ao ler um texto, grife informações relevantes e, principalmente, conceitos-chave para o entendimento do assunto. Dessa maneira, é mais fácil identificar as informações relevantes ao revisar. O primeiro passo é fazer a leitura de um trecho ou parágrafo e explicá-lo para si mesmo em voz alta ou mentalmente. Depois, selecione um

---

[89] O'HARA, C. The SQ3R method: A research note. **Journal of Reading**, v. 28, n. 8, p. 724-726, 1985.

[90] FURLANETTO, J. Como estudar por grifos, resumos, questões e videoaulas para PCDF? **Estratégia Concursos**, jan. 2020. Disponível em: https://www.estrategiaconcursos.com.br/blog/como-estudar-por-grifos-resumos-questoes-e-videoaulas-para-pcdf/. Acesso em: 4 mar. 2023.

conjunto de palavras para destacar no trecho. Perceba que você não só grifou como também raciocinou. Isso muda o jogo do aprendizado. Veja um exemplo de grifo.

> Fisiopatologia:
>
> A hanseníase, se não tratada adequadamente, ==pode provocar danos irreversíveis nos nervos periféricos==, que podem ocasionar a incapacidades físicas e amputações. Simplificadamente, o ==bacilo se aloja== em locais específicos, principalmente ==nas células de Schwann== de nervos periféricos ==e macrófagos== e da ==mucosa respiratória==.

Veja que foi grifado um conjunto de palavras que julgamos importantes para a informação a ser destacada e os pontos importantes para revisar. Apenas isso.

Dicas: a metodologia ativa costuma aumentar, em média, 20% o tempo da leitura. Entretanto, esse atraso é compensado pela redução da necessidade de releitura devido ao maior aproveitamento cognitivo do conteúdo. Repare que nesta técnica você não vai sair destacando todo o parágrafo ou toda uma frase como aprendeu a vida toda. O que adianta ficar pintando um resumo, uma apostila ou um livro se não vamos revisar? O grande erro é ler e grifar ao mesmo tempo. Portanto, não se preocupe em grifar todo o texto e sim selecionar trechos importantes que valem o destaque. Se surgir dúvida sobre o que grifar, use o mesmo parâmetro dos resumos: na dúvida, não grife.

- **Leitura em *savoring***
O Dr. Rick Hanson é um psicólogo e escritor americano conhecido pelo seu trabalho sobre neuroplasticidade. O conceito de *savoring* é uma das estratégias pessoais que ele propõe para ajudar as pessoas a cultivar experiências positivas e fortalecer a resiliência emocional tendo, também, grande influencia no aprendizado e na leitura.

Savoring pode ser definido como o ato de prestar atenção consciente e intensa a uma experiência, neste caso a leitura, para prolongar e intensificar a sua sensação de prazer e garantir um maior aprendizado. O trabalho do Dr. Hanson sobre savoring e outras técnicas é amplamente divulgado em seus livros, como *Resilient: How to grow an unshakable core of calm, strength, and happiness* e *Hardwiring happiness: The new brain science of contentment, calm, and confidence*. Indicada para quem precisa montar resumos ou necessita destacar algo no texto para compreender melhor o material. **Como usar**: a leitura em *savoring* é semelhante ao grifo. O que muda é que, em vez de grifar, você vai escrever o que o parágrafo quer dizer no próprio material – adjacente ao parágrafo, puxando uma seta – ou em um resumo em uma folha à parte. Veja como ficaria usando o exemplo do mesmo parágrafo que vimos na técnica anterior:[91, 92, 93]

---

91 SOUZA, R. 5 técnicas de leitura que vão transformar a sua vida de concurseiro. **Concursos no Brasil**, 9 abr. 2022. Disponível em: https://concursosnobrasil.com/5-tecnicas-de-leitura-que-vao-transformar-a-sua-vida-de-concurseiro/. Acesso em: 4 mar. 2023.

92 MARTINS, M. H. Savoring: um bom hábito (antinatural). **Mario Henrique Martins**, 11 abr. 2015. Disponível em: http://mariohenriquemartins.com.br/savoring-um-bom-habito-antinatural/. Acesso em: 4 mar. 2023.

93 FERNANDES, M. 5 técnicas de leitura para incluir na sua rotina de estudos. **EAD PUC Goiás**, 22 nov. 2021. Disponível em: https://ead.pucgoias.edu.br/blog/tecnicas-de-leitura. Acesso em: 4 mar. 2023.

Fisiopatologia:

Pode provocar danos irreversíveis nos nervos periféricos. O bacilo se aloja nas c. Schwann e nos macrófagos da pele e da m. respiratória.

A hanseníase, se não tratada adequadamente, pode provocar danos irreversíveis nos nervos periféricos, que podem ocasionar a incapacidades físicas e amputações. Simplificadamente, o bacilo se aloja em locais específicos, principalmente nas células de Schwann de nervos periféricos e macrófagos e da mucosa respiratória.

Dicas: Utilize essas marcações para escrever no seu resumo. Vale lembrar que, se o parágrafo não for importante, você não precisa resumir, pode pular o parágrafo tranquilamente.

- **Leitura com método de Feynman**
Criada pelo físico e ganhador do Prêmio Nobel Richard Feynman (1918-1988), esta técnica consiste em explicar um assunto complexo com palavras simples para facilitar a compreensão. É uma técnica muito eficaz para quem precisa fazer revisões e para criar resumos.
Como usar: o método é baseado na tentativa de lembrar o que foi estudado e só depois fazer a leitura. Por exemplo: você está no seu resumo de sarampo, e o próximo tópico a ser estudado é profilaxia do sarampo. Antes de ler o que está escrito no seu resumo, faça uma revisão mental (tente se lembrar do conteúdo) e só depois leia o assunto, independentemente do quanto se lembrou ou não. Assim, você passa a memorizar e a aprender de fato aquilo que está explicando.
Dica: por forçar muito o cérebro a lembrar e a processar a informação, essa técnica costuma provocar dor de cabeça nos primeiros dias, sobretudo em estudantes predominantemente passivos e que não estão habituados.

- **Áudio (*podcasts*)**
Indicada para quem prefere ouvir os conteúdos, principalmente ao buscar otimizar o tempo.

Como usar: basicamente, existem dois tipos de aprendizado por meio de áudio. Um é com atenção residual e o outro, com atenção focada. A diferença entre eles é o objetivo. Se seu objetivo for compreensão teórica, criar material de revisão e assimilar um conteúdo denso, você vai precisar de toda a sua atenção. Não dá para fazer esse estudo no trânsito, como você faz com algum *podcast* de entrevista ou o áudio de um resumo de livro. Caso opte por ouvir o *podcast* no trânsito, no metrô ou no ônibus, considere-o algo para aproveitar o tempo e, portanto, uma atenção residual. Já se a intenção é usar os áudios como estudo ativo, com atenção focada, faça o seguinte:

1. Ouça determinado trecho do conteúdo (sugiro entre dois ou três minutos, no máximo);
2. Conclua o raciocínio, ou seja, explique para si mesmo o que entendeu, seja em voz alta ou mentalmente;
3. Faça um resumo do que entendeu ou, se tiver algum material de revisão já pronto, leia seu material de revisão e adicione alguma coisa que achar importante.

APLICAÇÃO PRÁTICA

- **Questões com metodologia ativa**
Fazer questões só para contabilizar um número, todo mundo faz. Mas a pergunta é: isso gerou aprendizado? Ligar o "modo *candy crush*" e fazer questões sem corrigir as suas falhas é um erro grave porque faz você perder tempo e não aprender.
Como usar: sugiro aos meus alunos estas seis etapas:
  1. Leia o enunciado da questão.
  2. Descubra o que a questão vai cobrar de você. Por exemplo, no enunciado percebi que é uma questão sobre tratamento de câncer de endométrio.

3. Tente se lembrar (fazer uma revisão mental) do que sabe sobre câncer de endométrio.
4. Responda à questão.
5. Leia o comentário da questão para entender o porquê da alternativa correta e das incorretas.
6. Anote as novas informações no seu resumo ou crie um caderno de erros com questões para revisar.

Dicas: nunca terceirize o raciocínio da questão para o comentário de um professor de cursinho ou um amigo. Mais importante do que ler ou assistir a um vídeo de um comentário é entender o tema. É assim que se evolui.

- *Flashcards*

Flashcards são fichas ou cartões com perguntas na frente e respostas no verso. É um ótimo método para que o aluno fixe o conteúdo na memória de longo prazo (MLP), pois testa sua capacidade de memorização na prática e de maneira bastante dinâmica.

Como usar: a técnica consiste na apresentação de uma sequência de *cards*, sejam eles on-line ou físicos, sobre um assunto. A pergunta é exposta e você a responde mentalmente, e só depois verifica a resposta no verso. Após comparar sua resposta com o que está escrito no cartão, você deve julgar quão bem se lembrou dela.

Dicas: é possível utilizar *flashcards* por aplicativos de inteligência artificial. Outra boa opção é construir seus próprios *flashcards*. Essa é uma maneira mais ativa de estudar, porém mais lenta. Ao adotar essa técnica, avalie a sua situação em relação ao tempo de estudo que possui para decidir se vai criar seus próprios *flashcards* ou se utilizará prontos. Eu gosto muito de usar essa técnica para alunos que têm uma rotina extremamente irregular e pesada. Os *flashcards* podem ser usados sem atenção total, no intervalo de uma aula ou durante o seu turno de trabalho. Já pensou se, em vez de ficar rolando o Instagram nos intervalos do trabalho, você começa a fazer alguns *flashcards*? Tenho alunos que, durante um plantão de doze horas, conseguem fazer de 150 a 200 *flashcards*. Um tempo que seria perdido pode ser muito bem utilizado usando essa técnica. Justamente por essa característica tão dinâmica, o estudo por *flashcards* não pode ser considerado um aprofundamento, mas sim um material complementar.

- **Simulados com protocolo pós-erro**
Independentemente se você vai fazer simulados de cursinhos ou se vai pegar as provas anteriores para resolver, o mais importante aqui é extrair o máximo do conhecimento com seus erros. Não é incomum o aluno querer fazer um simulado ou uma prova na íntegra com alta expectativa, mas, quando vai corrigir, o resultado não é aquilo que imaginou, então ele se frustra e não quer fazer mais nada. O objetivo dessa metodologia vai além de ver o número de questões que você acertou, é também corrigir os seus erros e se aprofundar no conteúdo.
Como usar: faça a prova como se estivesse no dia real de aplicação, com a sua estratégia atual de provas. Depois, corrija-a analisando item por item e vendo os motivos dos erros. Anote tudo no seu caderno de erros, dividindo cada simulado por banca ou instituição avaliadora. Revise esses cadernos de erros pelo menos a cada trinta dias e intensifique essa revisão quando ficar mais próximo da data da prova. Por fim, analise estatisticamente o que você está errando e veja o que precisa estudar ou aprofundar.
Dicas: não deixe de fazer um caderno de erros. Ele se tornará um resumo do tema de todas as questões. Eu sugiro fortemente que você imprima o simulado ou a prova e, como o nome já diz, simule de verdade uma avaliação. Simule o tempo, as pausas, a estratégia e tudo o que você faria no dia da prova.

REVISÃO

- **Revisão espaçada**

A revisão espaçada é uma técnica de estudo que se baseia na repetição de informações ao longo do tempo, com intervalos cada vez maiores entre as revisões. Essa técnica tem como objetivo ajudar a fixar informações na memória de longo prazo, de modo que possam ser lembradas com facilidade quando necessário.

Na revisão espaçada, o conteúdo a ser aprendido é dividido em pequenas partes, e cada parte é revisada em momentos específicos, com intervalos de tempo crescentes entre as revisões. Por exemplo, depois de aprender um novo conceito, você pode revisá-lo no dia seguinte, depois em três dias, em uma semana, em duas semanas e assim por diante.

Existem inúmeras formas de revisão espaçada espaçada e cada criador do seu método que dizer que o seu espaçamento é melhor por puro EGO. É quase um consenso entre nós, que dedicamos a vida ao ensino e aprendizado de alta performance que o espaçamento deve ser cada vez mais individualizado levando em consideração quais os temas a serem estudados, a quantidade de tempo disponível para estudo e o perfil de aprendizado, não havendo uma "receita de bolo" que trará resultado a todos os estudantes.

Vamos analisar isso na prática? Muito se critica a revisão baseada na curva de retenção e esquecimento de Hermann Ebbinghaus, o que é totalmente sem sentido. É como se engenheiros aeronáuticos de hoje criticassem o avião de Santos Dumont devido a ele não ter uma turbina e sistema de segurança avançado. Aquele velho ditado popular: "Depois da onça morta, todo mundo é o caçador".

Na época em que foi relatada e descrita, foi uma das maiores revoluções no aprendizado e principalmente no formato de revisão sendo adaptada para inúmeras situações.

O próprio Ebbinghaus, em seu estudo, relata que a curva de esquecimento é baseada em uma taxa de esquecimento de sílabas e que, a depender do conteúdo e da individualidade de cada pessoa, a taxa de esquecimento se altera. O que é óbvio!

Fato é que muitos usam o que foi descrito há séculos para criticar e dizer que o alemão estava errado. É como dizer que Santos Dumont não sabia constuir um avião. Temos que respeitar muito o legado de Hermann Ebbinghaus e a revolução que seu estudo causou no aprendizado de alta perfomance. Máximo respeito ao seu legado.

Bom, depois desse desabafo, o fato é que inúmeros outros estudos foram realizados nos últimos séculos (deixo várias referências ao final deste capítulo) e a grande maioria deles apresentam dados completamente divergentes.

Então, Pedro, o que devemos concluir? É que não existe uma receita de bolo! Volto a falar, o estudo se faz na prática. Veja o que mais faz sentido para o seu perfil de aprendizado, o tempo que você tem disponível para estudar e quais são as matérias que você tem que aprender, e veja o que está trazendo resultados na prática.

Bom, vou aqui te dar algumas sugestões de espaçamento que existem relatos e que já utilizei em meus alunos com resultados positivos.

- D0, D7, D15, D30 e a cada 30 a 45 dias.
- D0, D15 e D45 e a cada 45 dias.
- D0, D21, D40 e a cada 40 dias.

Fato é que não existe uma receita de bolo. O aumento ou diminuição do espaçamento está muito mais relacionado ao resultado que ele gera do que a um número específico. Vou te dar dois exemplos práticos:

- Aluno 1: revisando a cada 60 dias, porém com resultados ruins e relatando que está esquecendo muito. Conduta: verificar se o método de estudo está correto e diminuir o espaçamento.
- Aluno 2: revisando a cada 30 dias, porém sem tempo para revisar todo o conteúdo e atrasando muitas revisões. Conduta: verificar se existe a possibilidade de acelerar a forma da revisão, caso contrário devemos aumentar o espaçamento para que ele cumpra todas as revisões e avaliamos se não há perca de retenção do conhecimento.

Percebeu? O espaçamento da revisão deve ser adaptado à rotina do estudante e ao resultado que ele está tendo. Por isso, não faz sentido querer colocar uma verdade absoluta para todos nós. Nem todas as pessoas usam camiseta "M".

- **Revisão DSM30**
Basicamente, eu gosto muito de fazer três contatos com a matéria em uma semana, principalmente em temas complexos como da área médica. Sabe aquela dose de ataque dos antibióticos? É nesse sentido!

Levando em consideração isso, o primeiro contato com a matéria seria no D0. Logo, muitos acreditam que o D1 (dia seguinte) e o D7 (semana seguinte) seriam revisões e, não! Não é esse o objetivo.

Em temas extremamente complexos como os da área médica, que envolvem centenas a milhares de páginas e conceitos extremamente complexos, é normal não conseguir reter o

conteúdo com qualidade no primeiro contato com a matéria.
Como usar: a metodologia é aplicada da seguinte maneira:
- D0 (dia zero): é o primeiro contato com o conteúdo, que consiste na compreensão teórica + aplicação prática. Depois de compreender e aprofundar o conteúdo, faça de 20 a 60 questões como aplicação prática.
- D1 (aplicação prática + compreensão teórica): faça de 20 a 40 questões sobre o tema com metodologia ativa. Depois, pegue o seu material de revisão e leia com alguma das metodologias ativas de leitura que você já aprendeu neste capítulo. Percebeu que inverti aqui? Primeiro a aplicação prática e depois a leitura ativa. Vale reforçar que, em casos como aqueles em que o aluno tem muita dificuldade com o tema, é possível trocar a ordem e ir para a leitura primeiro. Mesmo não sendo o ideal, a troca nesse momento pode ajudar o aluno a não se frustrar nas questões e a não se sentir perdido em relação ao conteúdo.
- D7 (aplicação prática + compreensão teórica): faça de 20 a 40 questões sobre o tema com metodologia ativa e logo depois leia o seu material de revisão com alguma das metodologias ativas, como foi feito anteriormente.
- D30 (aplicação prática + compreensão teórica): após um mês, continue com o processo de fazer de 20 a 40 questões sobre o tema com metodologia passiva e, em seguida, ler o seu material de revisão com alguma das metodologias ativas de leitura aprendidas.
- Após o primeiro D30, você vai revisar os seus temas a cada trinta dias, o que chamamos de D30(1), D30(2), D30(3) e assim por diante. São nesses Ds que sugiro ir variando o método de compreensão teórica e de aplicação prática para a revisão não se tornar cansativa e monótona.

Logo, o contato com a matéria no dia seguinte (D1) e na semana seguinte (D7) não tem como objetivo revisão. O objetivo é aprofundamento no conteúdo e ajuste de conhecimento que não foi absorvido.

Após essa "dose de ataque" as revisões a cada 30 dias são uma base. Um guia. Podendo ser ajustadas a depender da individualidade, com um espaçamento que varia de 30 a 60 dias a depender dos resultados nas questões, flashcards e provas na íntegra.

Tenho certeza que tudo que expliquei e falei aqui agora começa a fazer muito mais sentido para você.

"Mas Pedro, quando não fazer o D1 e o D7?". Simples: quando o conteúdo é muito tranquilo para você ou tem um nível de dificuldade baixo, não sendo necessário utilizar o D1 e o D7 para aprofundamento.

Nesses casos você pode fazer apenas o D0 e ir para as revisões, que podem variar de 15 a 60 dias como relatado no capítulo anterior.

Vamos para um exemplo prático. Levando em consideração que você estudou sobre sarampo no dia 1º de março, então:

- D0 – 01/03: sarampo
- D1 – 02/03: sarampo
- D7 – 08/03: sarampo
- D30(1) – 31/03: sarampo
- D30(2) – 30/04: sarampo
- e assim por diante

Vale lembrar que não necessariamente o estudo precisa ocorrer no dia exato da revisão. Imagine que você tem uma viagem ou um compromisso importante, o ideal é fazer a revisão no dia seguinte mais próximo, quando colocar os estudos em seu cronograma.

Dicas: percebeu que em trinta dias você tem quatro contatos com a matéria (D0, D1, D7 e D30) e que, além de fazer compreensão teórica em todos, fará entre 80 e 180 questões? Isso é fundamental para o aprendizado. Você precisa espaçar o contato com a matéria para gerar conhecimento a longo prazo. Um dos maiores erros é querer estudar tudo de uma só vez e fazer 180 questões no mesmo dia. Além de ficar cansado, você vai esquecer tudo o que estudou se não revisar em um curto período de tempo. Faça uma análise: se você precisa beber 10 litros de água durante cinco dias para se manter vivo, o ideal é beber 2 litros por dia. É assim também no aprendizado. O problema é que as pessoas querem beber os 10 litros no primeiro dia. Isso, além de ser prejudicial, vai custar muito caro lá na frente. Lembre-se: constância é a chave.

"E quando será o fim do uso do método DSM30, quando devo parar de revisar?" Insista até conseguir atingir o seu objetivo. Seja passar na matéria, ter sucesso na prova de longa duração ou compreender o conteúdo.

Outro ponto importante é que, durante o processo de aprendizado, você pode aumentar ou diminuir o espaçamento das revisões. Se estiver tranquilo com o tema, acertando bem as questões tanto nas revisões quanto nas provas, pode espaçar para a cada 45 ou 60 dias. E o contrário também é verdadeiro. Se você não está se saindo muito bem, sentindo dificuldade de reter o conteúdo, pode diminuir a frequência de revisão para 15 ou 20 dias.

Eu já falei sobre essa técnica em inúmeros congressos de educação e aprendizado. Inclusive foi por meio dela que entrei na lista Forbes Under 30 na categoria Ciência e Educação. Fui considerado uma das pessoas que vêm mudando a forma da educação no país.[94]

- **Revisão em bloco**

Consiste em separar os temas do cronograma em grandes categorias, ainda levando em consideração o DSM30.

Como usar: selecione todos os temas que precisa estudar e divida-os em quatro blocos iguais. Depois, faça o D0 e o D1 (como explicado na técnica DSM30) e logo em seguida coloque o tema em algum bloco de revisão.

Imagine que tenho 66 temas totais para estudar:

- 36 de Clínica Médica (CM);
- 12 de Cirurgia (CIR);
- 8 de Ginecologia e Obstetrícia (GO);
- 6 de Pediatria (PED);
- 4 de Preventivo (PREV).

Se dividir 66 temas por 4 semanas, terei uma média de 16,5 temas por semana, que seriam divididos da seguinte maneira:

- Semana 1: PREV (4) + CM (12) = 16 temas
- Semana 2: PED (6) + CM (10) = 16 temas
- Semana 3: GO (8) + CM (9) = 17 temas
- Semana 4: CIR (12) + CM (5) = 17 temas

Dica: perceba que a metodologia de estudo não muda. O que muda é o espaçamento das revisões e a maneira de encaixá-las.

---

94 UNDER 30 2020: conheça os 30 destaques brasileiros. **Forbes Brasil**, 29 dez. 2020. Disponível em: https://forbes.com.br/listas/2020/12/under-30-2020-conheca-30-destaques-brasileiros/. Acesso em: 12 dez. 2022.

- **Revisão por porcentagem de acertos**
Uma das técnicas queridinhas das plataformas de inteligência artificial. É uma boa técnica de revisão, porém exige atenção por parte dos estudantes. A maioria das plataformas avalia um número e pronto. Fez mais que 75%, a revisão é só daqui 30 ou 45 dias. Fez de 60% a 74%, a revisão acontece em 20 dias. Fez menos que 60%, a revisão acontece em 15 dias ou menos. Até aí, sem problemas.
Mas uma coisa que a plataforma não avalia é a **qualidade** do estudo. Por isso eu sempre sugiro que você não leve somente essas métricas como base. De que adianta ficar revisando e revisando se o seu material não está bom? Se o seu método não está encaixando? Se você está fazendo as coisas correndo?
Dicas: avalie os resultados dos temas estudados nas provas na íntegra. Cansei de pegar alunos que fizeram 30, 40 mil questões em dez meses, com uma média de acertos de 80% e que não conseguiram acertar 60% da prova. Motivo principal? Falha na metodologia, no material, na maneira de revisar. Sempre alinhe sua expectativa com o mais próximo da realidade. Nunca use como único critério.

- **Revisão pré-prova**
Técnica indicada para quem vai prestar uma prova da faculdade ou alguma prova com volume de conteúdo médio/pequeno.
Como usar: faça uma leitura com metodologia ativa entre um e cinco dias antes da prova, tentando estudar o máximo de conteúdo possível. Se o conteúdo for muito extenso e não der tempo de revisar tudo, selecione aqueles tópicos mais prevalentes e os temas em que você tem mais dificuldade.

Dica: essa técnica estimula a sua memória operacional (MO). É uma decoreba mesmo, para ficar fresco na cabeça, pois é assim que você se lembra de informações superficiais importantes.

CONSOLIDAÇÃO

Neste último pilar da aprendizagem, você precisa avaliar os seus resultados. Esta é uma etapa fundamental. Não quero que leve em consideração somente o percentual de acertos de questões genéricas ou de cursinho. Também não se deve levar um simulado com fator de bom ou mau prognóstico.

Assim, avalie de uma maneira geral se você está cumprindo ou não o seu cronograma diário, semanal e mensal. Avalie também a quantidade de horas estudadas e, principalmente, o seu resultado em provas na íntegra. Uma das métricas mais confiáveis de quem está no caminho certo é o percentual de acertos em temas efetivamente estudados nesse ano.

Por exemplo: um aluno foi fazer uma prova da Universidade de São Paulo e acertou 50%. Claro que ele ficou triste. Mas vamos analisar o resultado de forma mais detalhada:

Eram 100 questões e ele acertou 50. Das 100 questões, 80 eram de conteúdos que ele não tinha estudado esse ano e 20, de conteúdos que ele estudou. Do que não estudou, ele acertou 34, ou seja, 42,5% de acerto nos temas que não estudou esse ano. Do que estudou, ele acertou 16, o que corresponde a 80% de acertos nos temas estudados esse ano.

Consegue perceber que, apesar do resultado global ter sido ruim, dos temas que ele estudou esse ano, usando a metodologia correta e com revisão, ele acertou 80%? Ou seja, o aluno não é obrigado a acertar aquilo que ainda não estudou direito. Mas, naquilo que estudou, ele precisa fazer uma pontuação relevante.

"Mas, Pedro, e se ele estivesse com uma taxa de acertos ruim nos temas que estudou, o que fazer?" Isso, sim, é preocupante. O erro poderia estar em vários fatores, como:

- metodologia ineficiente para o perfil de aprendizado;
- falta de aprofundamento, por exemplo quando a prova cobra coisas mais complexas do que o aluno está estudando);
- falha nas revisões;
- falha na qualidade do estudo, quando ele corre demais para cumprir o cronograma e não estuda com atenção.

Por isso, a prova na íntegra, além de servir como uma ferramenta poderosa de revisão e de aprofundamento dos temas que você mais está errando, serve também como um termômetro, indicando se você está no caminho certo ou não.

Afinal, a consolidação nada mais é do que avaliar o que está dando certo e o que está dando errado. Nunca se apegue a apenas uma métrica. Entenda que, no fundo, você sabe se está fazendo do jeito certo ou não. Seja crítico e realista com a sua execução e se proponha a melhorar sempre.

PERGUNTAS FREQUENTES

Recebo muitas perguntas dos alunos que me procuram. Reuni aqui as principais delas. As respostas podem ajudar você a entender ainda mais a mandala do aprendizado e potencializar os seus resultados.

1. **Resumos físicos ou digitais: qual é o melhor?**
   Se alguém falar que é um ou o outro, está mentindo. Assim como tudo na vida, existem vantagens e desvantagens em cada um deles, e o que faz sentido para Chico, pode não fazer para Francisco. Eu, por exemplo, prefiro papel e

caneta. Sei que é mais difícil de levar os resumos, de guardar, de carregar ou ter acesso em todos os lugares como o disponibilizado em um celular ou na nuvem. Mesmo assim, me adapto melhor com ele. Para você pode ser diferente. Sabe o que eu faço na prática? Faço meus resumos à mão e coloco no bloco de notas do celular (ou em qualquer aplicativo semelhante, até mesmo em uma conversa de WhatsApp com você mesmo) em forma de fotos. Dessa maneira, eu tenho os resumos tanto na forma física como na digital.

Fato é que, independentemente de resumos serem físicos ou digitais, o segredo é colocar o conhecimento na sua cabeça. Até porque você não vai poder levar os resumos para a sua prova, concorda?

2. Como construir bons resumos?

Para a construção de um bom resumo, o aluno deve seguir algumas etapas:

1ª etapa: crie um título impactante;
2ª etapa: crie subtítulos e tópicos;
3ª etapa: destaque nos tópicos às informações mais importantes;
4ª etapa: deixe um espaço para anotações complementares no rodapé da folha.

É recomendado utilizar cores diversas para chamar a atenção e colocar o número das páginas para se situar, seja em um resumo digitado ou escrito à mão.

Veja um exemplo:[95]

---

[95] MARASCIULO, M. Método Cornell: a técnica que melhorará suas anotações (e estudos). **Galileu**, 6. nov. 2018. Disponível em: https://revistagalileu.globo.com/Vestibular-e-Enem/noticia/2018/11/metodo-cornell-tecnica-que-melhorara-suas-anotacoes-e-estudos.html. Acesso em: 5 mar. 2023.

CADERNO / FOLHA

TÓPICOS

Na área pontilhada, insira palavras-chave e questões que correspondem a cada tópico, colocando-as ao lado da anotação do campo tracejado.

ANOTAÇÕES E PERGUNTAS

Faça suas anotações de forma mais resumida possível, como sua mente entendeu, coloque de forma clara e, se tiver dúvidas, registre-as também, para pesquisar ou perguntar posteriormente.

SUMÁRIO

Faça suas anotações de forma mais resumida possível. Como sua mente entendeu. Escreva de forma clara e, se tiver dúvidas, registre-as também, para pesquisar ou perguntar posteriormente.

3. **Como realizar um mapa mental?**

Para realizar mapas mentais inesquecíveis, é primordial ter um título central e chamativo. Em seguida, crie ramos primários, que são as divisões da ideia ou macrotemas. Depois, faça ramos secundários, que contêm as informações mais detalhadas. Use os ramos terciários para captar os estágios da ideia, entre outros detalhes.

Portanto, para montar um bom mapa mental, é preciso seguir algumas etapas:

1ª etapa: título central;
2ª etapa: ramos primários – subdivisões de macrotemas dentro do tema principal;
3ª etapa: ramos secundários – informações mais detalhadas;
4ª etapa: ramos terciários – diferenciação de estágios.

Vejamos um exemplo:[96]

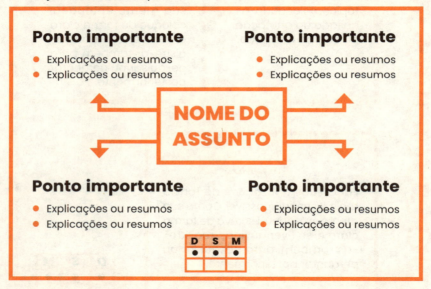

4. Como chutar questões?

Se na hora da prova você realmente não souber nada sobre a questão, então não há outra saída além de usar o chute. Mas, para torná-lo mais eficiente, use o método que criei carinhosamente, que chamo de "talicao":

---

[96] AMORIM, R. Como fazer um mapa mental. **O Geekie**, 20 jul. 2018. Disponível em: https://geekiegames.geekie.com.br/blog/como-fazer-um-mapa-mental/. Acesso em: 5 mar. 2023. (Adaptado.)

- **T**extos longos: geralmente textos longos foram copiados de alguma fonte e costumam estar corretos;
- **A**firmações conectivas: aquela alternativa que afirma muitos fatores usualmente é a correta;
- **L**eitura fácil: quando a leitura é fluída do início ao fim, comumente é uma alternativa correta. Repare que o "tal" do "talicao" pode aparecer como fatores para uma mesma resposta;
- **I**nconclusivo: normalmente são formados com palavras como "alguns", "em geral", "pode causar". Repare que são termos genéricos. Essas geralmente são as respostas corretas;
- **C**onceitos inversos: ocorre quando, entre as cinco alternativas, duas estão se contrariando. Provavelmente a resposta procurada está em uma dessas duas;
- **A**bsoluta: acontece quando a questão apresenta palavras como "nenhum", "somente", "todos", "isso é exclusivo", "obrigatório" ou apresentam um texto autoritário. Nesse caso, frequentemente, a alternativa está errada;
- **O**postos: em uma alternativa oposta, há contradição na própria resposta. Nesse caso, a alternativa geralmente é a errada.

Aqui fechamos o método mandala do aprendizado, com as técnicas que considero mais importantes para sua aplicação. Devo esclarecer que existem mais de cinquenta, mas as que apresentei neste capítulo são as que trazem mais resultados. Além disso, as outras são pequenas variações das já apresentadas.

Lembre-se que a busca pela alta performance depende do seu esforço. Não posso dizer que alcançar a vaga que sempre sonhou será fácil ou confortável, mas é na dor que crescemos, é na dor que damos valor ao que somos e ao que nos tornaremos. Nesse processo, você é o agente principal. Não tenha preguiça nem medo de mergulhar de cabeça. O resultado final será compensador.

REFERÊNCIAS TÉCNICAS

97. CARPENTER, S. K.; CEPEDA, N. J.; ROHRER, D.; KANG, S. H. K.; PASHLER, H. Using spacing to enhance diverse forms of learning: Review of recent research and implications for instruction. **Educational Psychology Review**, v. 25, n. 3, p. 371-389, 2013.
98. KANG, S. H. K.; MCDERMOTT, K. B.; ROEDIGER III, H. L. Test format and corrective feedback modify the effect of testing on long-term retention. **European Journal of Cognitive Psychology**, v. 19, n. 4-5, p. 528-558, 2007.
99. LEOPOLD, C.; LEUTNER, D. The influence of elaboration, prior knowledge, and goal specificity on learning from advanced organizers. **Memory & Cognition**, v. 40, n. 6, p. 958-971, 2012.
100. ROHRER, D.; TAYLOR, K. The effects of overlearning and distributed practice on the retention of mathematics knowledge. **Applied Cognitive Psychology**, v. 21, n. 1, p. 139-157, 2007.
101. AL-RUDAINY, A. H.; AL-AZAWI, R. H.; TALAAT, W. Effectiveness of problem-based learning strategy in dental education. **Journal of Dental Education**, v. 82, n. 4, p. 372-378, 2018.
102. ROSETH, C. J.; JOHNSON, D. W.; JOHNSON, R. T. (2008). Promoting early adolescents' achievement and peer relationships: The effects of cooperative, competitive, and individualistic goal structures. Psychological Bulletin, 134(2), 223-246.
103. SIDLE, S. D.; BAKER, J. W.; STOCKWELL, M. E. Using peer teaching to enhance learning and teaching outcomes in an undergraduate statistics course. **Teaching of Psychology**, v. 43, n. 3, p. 236-242, 2016.
104. DUNLOSKY, J.; RAWSON, K. A.; MARSH, E. J.; NATHAN, M. J.; WILLINGHAM, D. T. Improving students' learning with effective learning techniques: Promising directions from cognitive and educational psychology. **Psychological Science in the Public Interest**, v. 14, n. 1, p. 4-58, 2013.
105. GABRIELI, J. D. E.; GHOSH, S. S.; WHITFIELD-GABRIELI, S. The role of neuroscience in the study of learning and development. **Mind, Brain, and Education**, v. 9, n. 1, p. 3-10, 2015.
106. NATIONAL RESEARCH COUNCIL. How people learn II: Learners, contexts, and cultures. Washington: The National Academies Press, 2018.
107. ROEDIGER, H. L.; BUTLER, A. C. The power of testing memory: Basic research and implications for educational practice. **Perspectives on Psychological Science**, v. 6, n. 5, p. 451-464, 2011.
108. SWELLER, J.; VAN MERRIËNBOER, J. J. G.; PAAS, F. G. W. C. Cognitive load theory: Implications for medical education: AMEE Guide n. 86. **Academic Medicine**, v. 85, n. 11, p. 1739-1748, 2010.
109. BEAN, T. W.; STEENWYK, F. L. Active reading: a process of scaffolding comprehension. **Journal of Reading Education**, v. 29, n. 3, p. 10-16, 2004.
110. GRAHAM, S.; HEBERT, M.; HARRIS, K. R. Active reading and writing connections in middle school students. **Journal of Educational Psychology**, v. 103, n. 4, p. 886-902, 2011.

111. GRAHAM, S.; HEBERT, M. Effects of active reading instruction on reading comprehension: A meta-analysis. **Educational Research Review**, v. 6, n. 3, p. 227-261, 2011.
112. MASON, L.; FARNSWORTH, T. The role of active reading in developing critical thinking skills. **Reading Psychology**, v. 37, n. 8, p. 1083-1117, 2016.
113. MURRAY, L., & PÉREZ, J. Active reading: what is it and how can we teach it? **Teaching in Higher Education**, v. 22, n. 6, p. 666-681, 2017.
114. BROWN, P. C.; ROEDIGER III, H. L.; MCDANIEL, M. A. **Make it stick**: The science of successful learning. Cambridge: Harvard University Press, 2014.
115. CHEW, S. L. **Study skills for science, engineering and technology students**. Oxfordshire: Routledge, 2016.
116. COHEN, L. G.; COWAN, R. W. **The art of reading**: An anthology of prose. Oxford: Oxford University Press, 2014.
117. DEESE, J. **The psychology of learning**. Nova York: McGraw-Hill, 1984.
118. ELLIS, D. B.; DAVEY, R. **Becoming a master student**. Boston: Houghton Mifflin, 2002.
119. FELDMAN, R. S. **Essentials of understanding psychology**. Nova York: McGraw-Hill, 2009.
120. GARDNER, H. **Frames of mind**: The theory of multiple intelligences. Nova York: Basic Books, 2011.
121. GOBET, F. **Understanding expertise**: A multi-disciplinary approach. Londres: Palgrave Macmillan, 2016.
122. HALPERN, D. F. **Thought and knowledge**: An introduction to critical thinking. Londres: Psychology Press, 2014.
123. HATTIE, J. **Visible learning**: A synthesis of over 800 meta-analyses relating to achievement. Oxfordshire: Routledge, 2009.
124. HAYNES, C. **Deep learning**: Engage the world, change the world. Oxfordshire: Routledge, 2019.
125. JOLIFFE, W.; HARROLD, C. **Study skills for international students**: A practical guide. Los Angeles: SAGE Publications, 2019.
126. KOLB, D. A. **Experiential learning**: Experience as the source of learning and development. New Jersey: FT Press, 2014.
127. LAIRD, D. **Approaches to learning**: A guide for educators. Los Angeles: SAGE Publications, 2011.
128. MCWHORTER, K. T. **Successful college writing**. Boston: Bedford/St. Martin's, 2014.
129. MILLER, G. A. The magical number seven, plus or minus two: Some limits on our capacity for processing information. **Psychological Review**, v. 63, n. 2, p. 81-97, 2019.
130. MURRE, J. M; DROS, J. Replication and analysis of Ebbinghaus' forgetting curve. **PloS one**, v. 10, n. 7, e0120644, 2015.
131. PALMER, S.; RAMSDEN, P. **Learning to teach**: A critical approach to field experiences. <Cidade>: <Editora>, 2013.

Capítulo 14

JÁ PENSOU QUE AQUELA VAGA PODE SER SUA?

Aposto que a resposta para a pergunta acima é sim. Você já pensou naquela vaga disputada nos melhores concursos da sua área ou mesmo naquela faculdade incrível com que tanto sonhou. O que separava você da vaga era entender que estudar é mais do que se sentar na cadeira e passar horas lendo, ouvindo as aulas e fazendo questões. Mas isso mudou. Agora você já tem esse entendimento e sabe que estudar não é aprender. Tem um monte de gente que estuda a vida inteira e não aprende, enquanto outros aprendem rapidamente.

Agora convido você a dar o próximo passo, o mais importante, que é colocar tudo isso em prática. Porque 5% do seu sucesso virá do planejamento, mas 95% virão apenas com a execução. O que isso quer dizer? Que tudo o que você aprendeu nas últimas páginas vai perder sentido se você não aplicar em breve. Aqui você adquiriu o conhecimento que precisa para alcançar a alta performance, a teoria está em suas mãos, então agora é necessário uni-la com a prática, e, aí sim, a transformação acontecerá.

Foi o que eu vi acontecer com milhares de alunos que passaram pelas minhas preparações. Juliana foi uma delas. Lembro muito bem de quando ela me procurou e contou seu maior sonho: passar na residência de Dermatologia. Para quem não sabe, essa especialidade é uma das mais disputadas no país. Não só pela concorrência, mas também pelo nível dos candidatos. Ela vinha de dois anos de cursinhos, porém continuava com resultados negativos. Com autoestima baixa, já achava que aquilo não era para ela. Na nossa conversa, identifiquei o erro – e que não é exclusivo dela –, que é fazer só a compreensão teórica e uma parte da aplicação prática dos conteúdos. O famoso assistir às aulas e fazer questões. Tudo o que ela aprendia era capturado pela memória de curto prazo (MCP) e pela memória operacional (MO) e, meses depois, quando ia fazer a prova, já não conseguia entregar o que era pedido. Parecia que tinha um apagão na sua memória.

Pense no aprendizado como uma música que você ouve no rádio e gosta. A primeira vez que ouve, você só fez a compreensão teórica. Você entende a letra e gosta da melodia, mas não consegue cantar a música toda. Aí, no dia seguinte, ouve outras vezes e tenta cantar junto – essa é a aplicação prática. Uma semana depois, você tenta cantar a música sem a ajuda do rádio – a revisão. Até que consegue cantar a música inteira e percebe que deu certo! Podemos continuar aprendendo as músicas dessa maneira – essa é a consolidação.

Qual era o erro da Juliana? Ela assistia à aula (ouvia a música uma vez), fazia as questões do final da apostila (tentava cantar no mesmo dia) e já passava para outro conteúdo. Ela desconhecia a necessidade de fazer as outras etapas para a fixação do conhecimento. Além disso, utilizava somente técnicas passivas, de baixo resultado. Quando eu captei o erro, ajustei todo o seu cronograma de estudos, o método pelo qual ela estudava e lhe ensinei a importância de cumprir os quatro pilares da aprendizagem. Foi aí que as coisas começaram a acontecer para a Juliana. Sem isso, o que ela estaria fazendo era outro ano de cursinho, mais uma vez. Outro ano repetindo as mesmas coisas para chegar na prova e não ter a melhor performance. Como você já deve ter ouvido falar: "Insanidade é continuar fazendo sempre a mesma coisa e esperar resultados diferentes".

Essas mudanças no plano de estudo da Juliana surtiram resultado e fizeram que ela voltasse a acreditar que a vaga seria sua. Esforçou-se para seguir firme com o método e com as horas cansativas dedicadas ao estudo em meio aos plantões que dava de madrugada em hospitais. Ao fim do período de estudos, o resultado: passou em **primeiro lugar** em Dermatologia, o que mais queria. O resultado por si só já é incrível, mas ele se torna ainda mais especial porque ela já vinha tentando havia anos e estava prestes a desistir do seu maior sonho profissional.

A aprovação não foi resultado apenas de seu entendimento de que não estava seguindo os quatro pilares do aprendizado, mas também de acreditar em si mesma e, o mais importante, ter confiança e persistência ao executar. Como falei no início deste capítulo, 5% de planejamento e 95% de execução. Só o talento não traz resultado. Enquanto você estiver pensando dessa maneira, tem um monte de gente melhorando e evoluindo, estudando para disputar a mesma vaga que você.

Em um momento bem difícil da minha vida, eu também não acreditei em mim. Sempre achei que as outras pessoas eram mais inteligentes – aquela história de que a grama do vizinho sempre é mais verde –, até que percebi que elas não são melhores do que eu. Elas são mais disciplinadas, mais competentes, mais esforçadas. Como eu queria ter resultados melhores se continuava desorganizado na minha rotina? Se continuava cometendo os mesmos erros de principiante?

Eu vivia no mundo do planejamento, apegado ao passado, remoendo as coisas que não davam certo e passava boa parte do tempo ansioso com a chance de não dar certo. Até que em um momento eu entendi isso e decretei: "Eu não consigo controlar o passado, não consigo controlar o futuro, mas consigo controlar a minha força e determinação no presente". Foi isso mesmo que a Juliana fez, resultando em um sucesso estrondoso. E, se você chegou até aqui, pode fazer o mesmo. Ter comportamentos positivos como hábito fará a transformação em sua vida acontecer de maneira natural. É você quem controla onde colocar sua atenção. E quando estabelece para onde vai o foco, o subconsciente segue.[97]

DOIS IRMÃOS, DUAS HISTÓRIAS

Rafael e Mateus também passaram por um processo parecido com o de Juliana. Gêmeos idênticos, já vinham de resultados negativos anteriores, e isso os impedia de começar a residência em Oftalmologia. Rafael me procurou primeiro. Estava matriculado em um cursinho, mas enxergou que, se continuasse naquele caminho, estaria cometendo os mesmos erros do ano anterior. Sabia que, se continuasse insistindo naquele método, o seu sonho de passar na residência estaria cada vez mais distante.

Quando conversei com Rafael, percebi que suas falhas eram muito parecidas com as de Juliana. O que eu fiz? A mesma coisa que ensinei até aqui. Reestruturei todo o planejamento e os métodos de Rafael. Assim como acontecia com Juliana, ele estava estudando esse tempo todo, mas não estava aprendendo nem e retendo as informações como deveria. Vendo as mudanças no aprendizado do irmão, Mateus também entrou para o time.

Mas, como você já sabe, cada pessoa aprende de maneira individualizada. Mesmo sendo gêmeos e tendo sido criados juntos, estudado na mesma escola a vida inteira e feito a mesma faculdade, eles não são iguais. O estudo e o aprendizado não são replicáveis entre as pessoas, somente

---

[97] ARRUDA, M. **Desbloqueie o poder da sua mente**: programe o seu subconsciente para se libertar das dores e inseguranças e transforme sua vida. São Paulo: Gente, 2018.

ajustáveis. Cada um tem um caminho a seguir. Rafael tinha uma maneira de aprender e Mateus tinha outra. As rotinas também eram diferentes: Rafael era mais tranquilo e conseguia fazer blocos de estudos mais longos, já Mateus era mais agitado, então para ele os blocos de estudo tinham que ser mais curtos, evitando que algo desviasse sua atenção.

Rafael e Mateus tinham perfis de aprendizagem diferentes, por isso não adiantaria um ficar copiando a técnica de estudo do outro. Depois de meses de ajustes e de muito estudo, os dois conseguiram as vagas, porém em instituições diferentes. Porque eles são pessoas diferentes.

O exemplo dos irmãos deixa claro que a prova não é só feita de conhecimento, que isso é apenas 1/3 da aprovação. Outro 1/3 vem da estratégia que você executa e o último 1/3 vem do controle emocional, a famosa "sorte" no dia da prova. Quando você está em casa fazendo um simulado, tem todo um ambiente que o beneficia. Está em um local conhecido, consegue controlar os ruídos do ambiente, tem uma cadeira confortável… e isso não se replicará no dia da prova. A começar pelo ambiente, que é totalmente desconhecido, e o fato de haver outras pessoas ali competindo diretamente com você também tende a abalar o emocional. Sem contar que um se levanta para ir ao banheiro, o outro coça a perna e deixa a caneta cair, e assim vai. Por isso, a mandala da aprendizagem não foca apenas no conteúdo, ela trabalha as técnicas de estudo e também as capacidades física e emocional. O conjunto é o que trará resultado.

CONSTRUA A SUA "CASA"

Todos temos pedras no caminho, algumas menores, que rolam naturalmente, e outras maiores, que parecem não se mover. O seu esforço e a sua fé em si mesmo são capazes de remover essas pedras.

Pense na construção de uma casa. Ela só se mantém em pé se a fundação for muito bem-feita. Para isso, você tem que conhecer como fazer essa parte da obra. Que material usar, quando usar e como construir.

É isto o que peço: considere que você está construindo a sua casa de aprendizagem. Este livro é a sua fundação. Os tijolos e o modo de construir são os conhecimentos que você adquiriu até aqui, as técnicas que aprendeu, a compreensão de que é necessário cuidar de si mesmo, controlar as suas emoções e planejar-se são fundamentais para que a sua casa fique em pé. A partir daqui, considero que você constrói o próprio resultado. A base para a casa não cair você já tem.

Para mim, não existe o aluno que não passa em uma prova, mas sim o aluno que desiste. Quem persiste, quem se compromete, quem prepara a fundação da casa, uma hora vê o resultado chegar.

Não existe momento certo, existe o que você pode fazer agora com o que tem em mãos. Escolha a execução em vez da perfeição, sempre! Quanto mais rápido colocar em prática tudo o que aprendeu, mais rápido crescerá. Seja impaciente com suas ações, porém paciente com seus resultados. Planeje-se, execute e siga em frente!

SEJA IMPACIENTE COM SUAS AÇÕES, PORÉM PACIENTE COM SEUS RESULTADOS.

Capítulo 15

A SUA HORA CHEGOU!

Responda com sinceridade. Quem era você quando pegou este livro pela primeira vez? Quem é você agora? A sua transformação começou na primeira página e está em um processo contínuo de desenvolvimento desde lá. O livro termina aqui, mas a sua história, não. Você entendeu que estudar é diferente de aprender. E que passou a vida se contentando com um resultado abaixo da sua capacidade, sustentando uma performance mediana.

Para que se contentar com pouco se você pode estar entre os melhores? Por que desistir de entrar no curso que sonhou se tantos outros entraram? A partir de agora você tem a chance de recalcular a rota (lembra do GPS?) e seguir o caminho correto para conseguir resultados mais fortes, e sei que você está preparado para seguir o caminho dos estudos e ser um dos melhores. Não é sobre ser impossível ou desacreditar em você. É sobre fazer acontecer.

Sempre existe uma nova chance de recomeçar, então não jogue para a frente, para o próximo ano, para a próxima segunda-feira a chance de fazer acontecer. O recomeço está presente em sua vida todos os dias. Se o período da manhã foi ruim, você tem a chance de mudar a parte da tarde. Se planejou começar a estudar às 8 horas e se atrasou, pode começar às 9 horas; se fez a prova e não passou, sempre tem a chance de estudar mais e refazer a prova. O recomeço é uma possibilidade disponível para todos, basta você ter a sabedoria para aceitar isso na sua vida. Nós não nascemos para dar certo, nascemos para dar errado e temos que lidar com isso de alguma maneira.

Quando eu estava deitado naquela cama de hospital, com tubos para todos os lados, tive uma chance de recomeçar. Depois do período traumático, mudei o meu corpo, mudei os meus pensamentos e dei um novo sentido para a minha vida.

Eu quero que as pessoas se espelhem no meu exemplo e nos meus resultados e enxerguem que podemos errar, cair, mas temos que nos levantar e recomeçar. Hoje eu tenho cicatrizes no abdômen obtidas nos meus tempos de internação. Inúmeras. Mas não as escondo, não tento mostrar uma falsa vida perfeita que tanto vemos nas redes sociais. Quero exibi-las a todos como uma forma de dizer: é possível mudar.

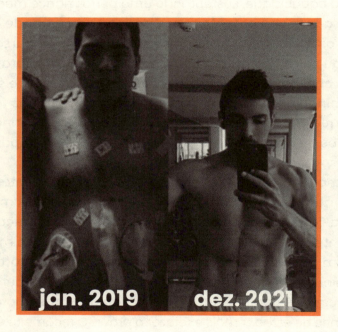

Olhar para as marcas no meu corpo e os erros que já cometi me faz relembrar o quanto eu quis estar aqui e o quanto lutei para isso. Mas só consegui porque acreditei em mim e me conheci de verdade. Quando nos conhecemos, somos livres. Quando nos priorizamos, somos capazes de modificar a nossa realidade. Você deve ser o seu maior compromisso.

Entenda, não existe ninguém feliz cem por cento do tempo. A vida é feita de momentos que podem ser felizes ou tristes, mas você tem que compreender que depende de nós colocarmos mais momentos felizes em nossas vidas. O grande lance é construir a nossa felicidade no dia a dia, tentando equilibrar a vida pessoal, a financeira e a profissional, que já inclui o que você está fazendo agora, lutando para entrar em uma boa instituição. Vai existir um momento em que sua a vida pessoal estará ótima, mas a profissional, não. Em outros, pode ser que a financeira esteja bombando, os seus relacionamentos estarão desgastados.

Na sua preparação, esse desequilíbrio vai acontecer, e não adianta acreditar que será um conto de fadas. A vida de um estudante não é fácil. Ninguém vê o quanto nos dedicamos, o quanto somos cobrados, o quanto deixamos amigos e até familiares de lado para correr atrás dos nossos objetivos. Às vezes mudamos de cidade e até de país para perseguir esse sonho. Mas o grande lance é acreditar que esse desequilíbrio é momentâneo e que o que está sendo feito hoje é a base para a construção da sua felicidade. Por isso, desistir não é opção.

Se o tempo vai passar de qualquer jeito, porque você vai escolher o seu plano B e esquecer o A? Foque no plano A, sempre no A. As ferramentas estão nestas páginas, quero que você as execute. Com este livro, você acabou de fazer a compreensão teórica, mas agora precisar aplicá-la de maneira prática na sua vida, revisar esses conceitos e consolidar tudo isso. Porque é na consolidação que você obtém os melhores resultados.

O livro acaba aqui, mas não significa que esse é o fim de uma linha: é o início de um novo ciclo. Sendo assim, releia, tire as suas dúvidas, aplique os métodos ensinados e perceba qual se adequa melhor a você. E, se precisar de mim, dá uma passada no meu Instagram @pedroernestomiranda. Por lá você também pode me contar o que achou da obra e dos conceitos aqui apresentados. Boa sorte e bom estudo!

Este livro foi impresso pela Edições Loyola
em papel pólen bold 70 g/m² em abril de 2023.